■担当編集委員
西良浩一
徳島大学大学院医歯薬学研究部
運動機能外科学主任教授

■編集委員
宗田　大
東京医科歯科大学名誉教授
国立病院機構災害医療センター院長

中村　茂
帝京大学医学部附属溝口病院整形外科教授

岩崎倫政
北海道大学大学院医学研究院
整形外科学教授

西良浩一
徳島大学大学院医歯薬学研究部
運動機能外科学主任教授

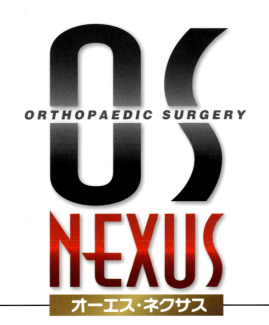
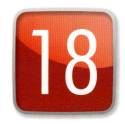

ORTHOPAEDIC SURGERY

OS NEXUS
オーエス・ネクサス

State of the Art 脊椎外科
レベルアップのための18の奥義

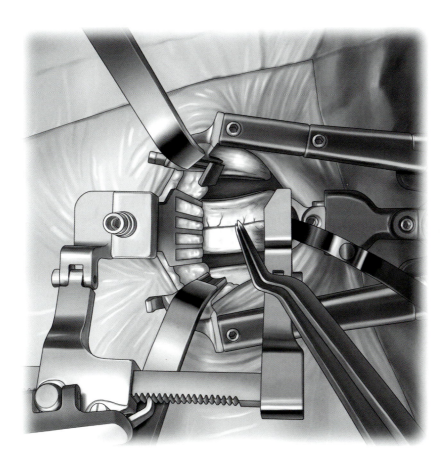

MEDICAL VIEW

本書では，厳密な指示・副作用・投薬スケジュール等について記載されていますが，これらは変更される可能性があります．本書で言及されている薬品については，製品に添付されている製造者による情報を十分にご参照ください．

OS NEXUS No.18
State of the Art Spine Surgery : Eighteen novel techniques by the professional experts.
（ISBN 978-4-7583-1397-1　C3347）
Editor：KOICHI SAIRYO

2019.5.1　　1st　ed

ⓒMEDICAL VIEW, 2019
Printed and Bound in Japan

Medical View Co., Ltd.
2-30 Ichigayahonmuracho, Shinjyukuku, Tokyo, 162-0845, Japan
E-mail　ed @ medicalview.co.jp

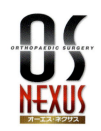

序　文

　この度,『OS NEXUS』No.18を上梓させて頂きました。5年前, 5年契約で『OS NEXUS』編集委員の職を受けました。この間, 脊椎に関するテーマを担当しました。初年度, まずは「除圧」(No.2)。その後,「固定の基礎」(No.6),「固定の匠」(No.10)と続き, 昨年は「トラブルシューティング」(No.14)を取り上げました。さて, 本年は最終年であります。もちろん, 5年間の総集編です。これからの脊椎外科領域10年の進化を占う期待感も込め, 編集いたしました。

　題して,『State of the Art 脊椎外科 レベルアップのための18の奥義』。ご紹介する18の奥義はいずれも, まだ万人ができる技ではなく, "SCIENCE"になる前の"ART"の段階の術式です。すべてが最先端の脊椎手術なのです。現時点では匠が行うテクニックではありますが, 今後これらの術式は脊椎外科の主流となっていくものと期待しております。

　本書では18の奥義を, ①頚椎手術, ②脊椎・脊髄腫瘍, ③内視鏡FED手術, ④固定術, ⑤骨粗鬆症, ⑥脊椎骨折の6つの章に分けました。日本を代表する匠達が伝える奥義とART。本書を通読し, 本年度をさらに『レベルアップの年』としていただければ編集者として幸甚です。

　本書編集にあたり読者の皆様に知ってほしい言葉があります。それは三識です。
　大正〜昭和にかけて活躍した陽明学者, 安岡正篤氏の言葉です。

三識：知識, 見識, 胆識

　人間学には3つの段階があります。それが三識です。まずは『知識』の習得です。人の話を聞いたり書物を読んだりして得られます。つまり, 本書を読むことで新しい脊椎手術の『知識』が得られます。

　得られた『知識』はその人の人格や体験, 物事の本質を見通す思慮や判断力というものが加わって初めて意義ある『見識』となります。本書で得られた『知識』に先生方ご自身のこれまでの経験を加味して, これら18の奥義を『見識』に変えていただきたいです。

　『見識』に決断力と実行力が加わったものが, 胆力のある『見識』すなわち『胆識』です。実践的判断力とでもいうべきものです。

　本書を読まれている多くの先生方には, 本書で得られた『知識』を『見識』に変え, 実臨床で実践する『胆識』に変えていただきたい。本書が, next decadeにおける日本脊椎外科のレベルアップの一助と成ることと信じています。

　平成最後の3月吉日

徳島大学教授室にて
徳島大学大学院医歯薬学研究部運動機能外科学主任教授
西良浩一

State of the Art 脊椎外科
レベルアップのための18の奥義

CONTENTS

I 頚椎手術のArt

頚椎人工椎間板置換術	吉井俊貴	2
上位頚椎前方進入の技	松林嘉孝ほか	14
第7頚椎 pedicle subtraction osteotomy	水谷 潤	26

II 脊椎・脊髄腫瘍手術のArt

胸椎腹側髄膜腫に対する手術	高田洋一郎	36
腫瘍凍結免疫を応用した腫瘍脊椎骨全摘術（TES）	村上英樹ほか	44
転移性脊椎腫瘍への最小侵襲脊椎安定術（MISt）	齋藤貴徳	54

III 内視鏡FED手術のArt

腰椎椎間孔狭窄開放術（PELF）	浦山茂樹ほか	66
Transforaminal full-endoscopic lumbar discectomy (FELD)	山下一太	82
Transforaminal full-endoscopic lateral recess decompression (TE-LRD)	手束文威ほか	92

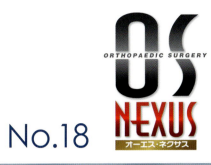

No.18

IV 固定術のArt

Percutaneous endoscopic transforaminal LIF（PETLIF）
　　　　　　　　　　　　　　　　　　　　　　　　　長濱　賢　102

腰椎分離症手術：経皮的CBTスクリュー法による
　最小侵襲分離部固定修復術　　　　　　　　　武政龍一　116

胸椎OPLLに対する後方除圧矯正固定術
　－手術成績と安全性向上のための工夫　　　今釜史郎ほか　126

V 骨粗鬆症脊椎手術のArt

TSDを用いた後方固定術　　　　　　　　　　生熊久敬ほか　138

HA顆粒によるPPS固定の補強　　　　　　　　菅野晴夫　148

骨粗鬆症合併例でのPPS挿入の工夫　　　　　船尾陽生ほか　160

VI 脊椎骨折手術のArt

骨粗鬆症性椎体骨折に対する側方進入椎体置換術　　篠原　光ほか　176

最小侵襲脊椎安定術（MISt）の脊椎骨折への応用　原田智久ほか　186

最小侵襲脊椎安定術（MISt）の骨盤骨折への応用　伊藤康夫　194

執筆者一覧

■担当編集委員
西良　浩一　　徳島大学大学院医歯薬学研究部運動機能外科学（整形外科）主任教授

■執筆者（掲載順）
吉井　俊貴	東京医科歯科大学大学院医歯学総合研究科整形外科学准教授	
松林　嘉孝	東京大学大学院医学系研究科整形外科学	
筑田　博隆	群馬大学大学院医学系研究科整形外科学教授	
水谷　潤	名古屋市立大学大学院医学研究科整形外科学准教授	
高田　洋一郎	徳島大学大学院医歯薬学研究部運動機能外科学（整形外科）特任講師	
村上　英樹	名古屋市立大学大学院医学研究科整形外科学教授	
出村　諭	金沢大学大学院医薬保健学総合研究科整形外科学講師	
加藤　仁志	金沢大学大学院医薬保健学総合研究科整形外科学	
齋藤　貴徳	関西医科大学医学部整形外科学教授	
浦山　茂樹	水野記念病院整形外科部長	
野口　哲夫	はなクリニック理事長，院長	
河村　秀仁	白石整形外科院長	
山下　一太	徳島大学大学院医歯薬学研究部運動機能外科学（整形外科）講師	
手束　文威	徳島大学大学院医歯薬学研究部運動機能外科学（整形外科）	
西良　浩一	徳島大学大学院医歯薬学研究部運動機能外科学（整形外科）主任教授	
長濱　賢	我汝会さっぽろ病院整形外科	
武政　龍一	高知大学医学部整形外科/脊髄脊椎センター准教授	
今釜　史郎	名古屋大学大学院医学系研究科整形外科学講師	
石黒　直樹	名古屋大学大学院医学系研究科整形外科学教授	
生熊　久敬	香川県立中央病院整形外科部長	
高尾　真一郎	岡山大学大学院医歯薬学総合研究科生体機能再生・再建学（整形外科）	
井上　洋一	香川県立中央病院整形外科	
菅野　晴夫	東北大学大学院医学系研究科整形外科学院内講師	
船尾　陽生	国際医療福祉大学医学部整形外科学准教授	
石井　賢	国際医療福祉大学医学部整形外科学主任教授	
篠原　光	東京慈恵会医科大学附属病院整形外科/脊椎・脊髄センター	
曽雌　茂	東京慈恵会医科大学附属柏病院整形外科教授，診療部長	
原田　智久	洛和会丸太町病院副院長/脊椎センター長	
槇尾　智	綾部市立病院整形外科医長	
石橋　秀信	洛和会丸太町病院脊椎センター	
伊藤　康夫	神戸赤十字病院整形外科部長/脊椎・四肢外傷センター長	

QUARTEX®
Occipito-Cervico-Thoracic Stabilization System

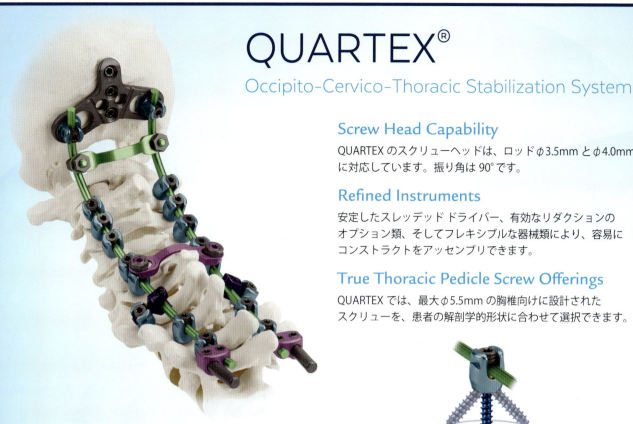

Screw Head Capability
QUARTEX のスクリューヘッドは、ロッドφ3.5mm とφ4.0mm に対応しています。振り角は 90°です。

Refined Instruments
安定したスレッデッド ドライバー、有効なリダクションのオプション類、そしてフレキシブルな器械類により、容易にコンストラクトをアッセンブリできます。

True Thoracic Pedicle Screw Offerings
QUARTEX では、最大φ5.5mm の胸椎向けに設計されたスクリューを、患者の解剖学的形状に合わせて選択できます。

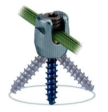

CANOPY™
Laminoplasty System ／ Posterior Decompression System

Most Comprehensive Implant Set
CANOPY は、多様なデザインのプレートを選べるので、術中の適応性が高く、様々な患者の解剖学的形状に適合します。

No Hassle Approach
取外しが容易なプッシュボタン ヘックス ドライバー、ドリルを通して使用できるプレートホルダーにより、精度の高い手術が可能です。

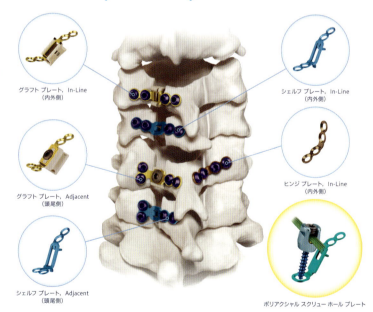

販 売 名：CANOPY ラミノプラスティー システム
承認番号：22900BZX00414000

販 売 名：QUARTEX O-C-T スタビライゼーション システム
承認番号：23000BZX00057000

本広告に掲載する上記以外の製品は、すべて弊社の製造販売届出による一般医療機器です。

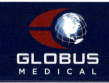

製造販売元（許可番号：13B1X00051）
グローバスメディカル株式会社
〒102-0082　東京都千代田区一番町10番地2　一番町Mビル
TEL (03)3511-5185（代表）　FAX (03)3511-5187

製造元
GLOBUS MEDICAL, INC.（米国）

脊椎インストゥルメンテーション手術のテクニックと合併症対策が集結した1冊

新 脊椎インストゥルメンテーション
テクニカルポイントと合併症対策

編集
野原 裕　獨協医科大学副学長
鈴木 信正　メディカルスキャニング東京脊柱側弯症センター長
中原 進之介　岡山医療センター整形外科客員医長

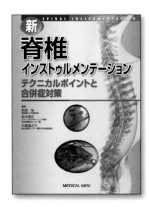

脊椎手術にインストゥルメンテーションを使用することが定着しているなかで，これからこの手技を習得するためには〈正確に器具を扱う技術〉〈症例に対して安全に操作できる技術〉〈起こりうる合併症に対する早期発見と適切に対応できる技術〉が求められる。この3つを章立てとして構成し，「インストゥルメントを活かすテクニック」「疾患別テクニック」では〈テクニカルポイント〉としてコツ，注意点，トラブルを明記。避けて通れない「合併症対策」では，早期発見のポイントと適切な対応法を簡潔に収載。現在の脊椎手術現場で必要な，インストゥルメンテーション手術に関する必須知識と必須テクニックがこの1冊に網羅されている。

定価（本体9,800円＋税）
B5変型判・268頁・2色刷
イラスト333点，写真462点
ISBN978-4-7583-1049-9

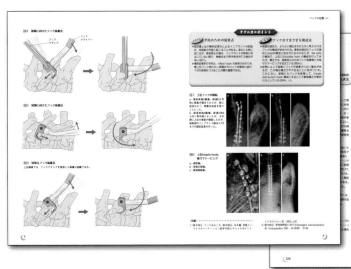

目次

インストゥルメントを活かすテクニック
フックの設置／頚椎椎弓根スクリュー／胸椎椎弓根スクリュー（TPS）／腰椎，S1の椎弓根スクリュー／ナビゲーション下頚椎椎弓根スクリュー／経皮的椎弓根スクリュー（PPS）／上位頚椎のC1 lateral massスクリュー／歯突起スクリュー（中西法）／O-C固定術／頚椎プレート／他

疾患別テクニック
◆ 脊柱変形　インストゥルメンテーションによる側弯矯正原理の変遷／脊柱側弯症手術における術後血液検査所見の推移／特発性側弯症に対するhybrid法／先天性側弯症に対する半椎切除術／成人腰椎後側弯症に対する変形矯正術／Parkinson病による脊椎後弯／他

◆ 骨粗鬆症　椎体形成術（kyphoplasty, BKP, vertebroplasty）／骨粗鬆症性圧迫骨折後遅発性障害に対するHAブロックとCPC併用椎体形成術／前方手術／前後合併手術／他

◆ 外傷　上位頚椎：歯突起骨折，ハングマン骨折／中下位頚椎脱臼骨折に対する後方法，前後合併法，前方法／上中位胸椎脱臼骨折（T1-10レベル）に対する後方法（PS）＋TTIF，前方法（＋VATS下前方法）／他

◆ 腫瘍　頚椎腫瘍（巨細胞腫）に対する後方～前方アプローチ／胸腰椎腫瘍に対する腫瘍脊椎骨全摘術（TES）／骨盤輪再建

◆ 炎症，ほか　化膿性脊椎炎／頚椎の関節リウマチ／上位頚椎の関節リウマチ／頚椎，腰椎DSAに対する後方脊柱再建術

起こりうる合併症対策
脊柱側弯症手術における神経合併症／術後感染／硬膜外血腫／インストゥルメントの折損・脱転・弛み／椎弓根スクリュー（PS）の誤刺入・脱転／硬膜損傷：脊髄液漏／手術体位による空気塞栓／椎体骨折，椎弓根骨折，椎弓（facet）骨折／隣接障害：不安定性，狭窄，圧迫骨折／他

※ご注文，お問い合わせは最寄りの医書取扱店または直接弊社営業部まで。

メジカルビュー社
http://www.medicalview.co.jp
〒162-0845 東京都新宿区市谷本村町2番30号
TEL.03(5228)2050　FAX.03(5228)2059
E-mail（営業部）eigyo@medicalview.co.jp

スマートフォンで書籍の内容紹介や目次がご覧いただけます。

電子版の閲覧方法

メジカルビュー社 eBook Library

本書の電子版をiOS端末，Android端末，Windows PC（動作環境をご確認ください）でご覧いただけます。下記の手順でダウンロードしてご利用ください。

ご不明な点は，各画面のヘルプをご参照ください。

1 会員登録（すでにご登録済みの場合は2にお進みください）

まず最初に，メジカルビュー社ホームページの会員登録が必要です（ホームページの会員登録とeBook Libraryの会員登録は共通です）。PCまたはタブレットから以下のURLのページにアクセスいただき，「新規会員登録フォーム」からメールアドレス，パスワードのほか，必要事項をご登録ください。

https://www.medicalview.co.jp/ebook/

▶ 右記のQRコードからも進めます

2 コンテンツ登録

会員登録がお済みになったら「コンテンツ登録」にお進みください。
https://www.medicalview.co.jp/ebook/のページで，1 会員登録したメールアドレスとパスワードでログインしていただき，下記のシリアルナンバーを使ってご登録いただくと，お客様の会員情報にコンテンツの情報が追加されます。

本書電子版のシリアルナンバー
コイン等で削ってください

※本電子版の利用許諾は，本書1冊について個人購入者1名に許諾されます。購入者以外の方の利用はできません。
　また，図書館・図書室などの複数の方の利用を前提とする場合には，本電子版の利用はできません。
※シリアルナンバーは一度のみ登録可能で，再発行できませんので大切に保管してください。また，第三者に使用されることの無いようにご注意ください。

3 ビューアーアプリのインストール

お客様のご利用端末に対応したビューアーをインストールしてください。

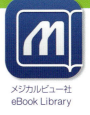
メジカルビュー社
eBook Library

⬇ **iOS版**『メジカルビュー社 eBook Library』ビューアーアプリ（無料）
　App Storeで「メジカルビュー社」で検索してください。

⬇ **Android OS版**『メジカルビュー社 eBook Library』ビューアーアプリ（無料）
　Google Playで「メジカルビュー社」で検索してください。
　※Kindle Fireには対応しておりません。恐れ入りますが他の端末をご利用ください。

⬇ **Windows PC版**『メジカルビュー社 eBook Library』ビューアー（無料）
　http://www.medicalview.co.jp/ebook/windows/のページから
　インストーラーをダウンロードしてインストールしてください。

4 コンテンツの端末へのダウンロード

❶ 端末のビュアーアプリを起動してください。

❷ 書棚画面上部メニュー右側の ⚙ アイコンを押すと，ユーザー情報設定画面が表示されます。
(Android版，Windows版 は表示されるメニューから「ユーザー情報設定」を選択)

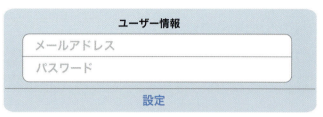

※画面やアイコンは変更となる場合がございます。

ここでは，❶の手順で会員登録したメールアドレスとパスワードを入力して「設定」を押してください。
この手順により端末にコンテンツのダウンロードが可能になります。会員登録と違うメールアドレス，パスワードを設定するとコンテンツのダウンロードができませんのでご注意ください。

❸ 書棚画面上部メニューの ➕ アイコンを押すとダウンロード可能なコンテンツが表示されますので，選択してダウンロードしてください。
ダウンロードしたコンテンツが書棚に並び閲覧可能な状態になります。選択して起動してください。

※PCとタブレットなど2台までの端末にコンテンツをダウンロードできます。

5 コンテンツの端末からの削除

端末の容量の問題等でコンテンツを削除したい場合は下記の手順で行ってください。

❶ 書棚画面上部メニューの ➖ アイコンを押すと，端末内のコンテンツが一覧表示されます。コンテンツ左側の削除ボタンを押すことで削除できます。

※コンテンツは 4 の❸の手順で再ダウンロード可能です。
※端末の変更等でご使用にならなくなる場合，コンテンツを端末から削除してください。コンテンツをダウンロードした端末が2台あり，削除しないで端末を変更した場合は新たな端末でコンテンツのダウンロードができませんのでご注意ください。

ビュアーの動作環境 ※2019年4月1日時点での動作環境です。バージョンアップ等で変更になる場合がございますので当社ウェブサイトでご確認ください。

iOS
iOS 9 以降をインストールできる iOS 端末

Windows PC ※Macintosh PCには対応していません。
Windows 7/Windows 8.1/Windows10を搭載のPC
(CPU：Core i3 以上，メモリ：4GB 以上，
ディスプレイ：1,024 x 768 以上の画面解像度)

Android
RAM を 1GB 以上搭載した，Android OS 4.0 以降をインストールできる端末
※Kindle Fire には対応しておりません。恐れ入りますが他の端末をご利用ください。

頚椎手術のArt I

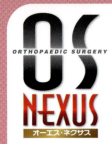

I. 頚椎手術のArt
頚椎人工椎間板置換術

東京医科歯科大学大学院医歯薬学総合研究科整形外科学　吉井　俊貴

Introduction

　人工椎間板置換術は，従来広く行われてきた頚椎前方固定術後に起こりやすい隣接椎間障害を防ぐ目的で開発された。人工椎間板置換術では，神経組織への圧迫を取り除く操作は従来通りに行うが，椎間の固定はせずに人工椎間板を挿入し可動性を保持することで，固定術と比べて隣接椎間への負荷を軽減させる[1]。

　欧州では主に1990年代から臨床使用が行われるようになり[2]，アメリカでは，2007年に頚椎人工椎間板がアメリカ食品医薬品局（Food and Drug Administration；FDA）に承認され，臨床使用が開始されている。わが国では2017年に承認され，臨床使用が可能となった[3]。

術前情報

●手術適応
　手術適応は，椎間板ヘルニア，骨棘を主因とした頚部神経根症または脊髄症であり，原則として保存療法に抵抗する症例が対象となる[4]。

●適応病態
　頚椎椎間板ヘルニア（脊髄症，神経根症），頚椎症性神経根症，頚椎症性脊髄症，（頚椎症性筋萎縮症）。

●適応椎間
　C3/4〜C6/7の1椎間病変（将来的に2椎間病変が適応となる可能性）。

●禁忌
　活動性の感染症，腫瘍性疾患，骨折や靱帯損傷などを伴う外傷，インプラント材料に対するアレルギー，重度の骨脆弱性，適応椎間の顕著な不安定性，適応椎間の可動性消失，椎体の著しい変形，著しい解剖学的異常，頭頚部の著しい不随意運動，重度の頚椎症性変化（椎間板高の著しい狭小化や重度の椎間関節症など），著しいアライメント異常（局所後弯変形など），多椎間の顕著な頚部脊柱管狭窄など。

●術前シミュレーション
　術前のX線像，MRI，CT（CTミエログラフィー）画像にて，除圧範囲，除圧幅，インプラントのサイズなどを計測しておく。CTのMPR画像などで椎体前方の骨棘の切除範囲や，椎体間を平行化させるために上下の終板をどのようにトリミングするかをシュミレーションしておく。術中の固定術への変更の可能性も考え，準備しておくことが望ましい。

手術進行

1. 展開
   ・鉤椎関節の露出
2. 椎間板の除圧操作
   ・椎体終板の母床作製
   ・後縦靱帯の切除
3. 人工椎間板の挿入
   ・インプラントの特徴
   ・サイジング，ラスピング
   ・トライアルの挿入
   ・ドリリング
   ・キール作製
   ・インプラント挿入
4. 閉創，後療法

●手術体位

　仰臥位で頭部に円座枕，頸部後方にロール枕を置き安定させる。術前の頸椎前弯を側面中間位画像などで確認し，可能な限り患者本来のニュートラルなアライメントで手術を行う。原則，頸部を伸展・回旋はさせない 図1。

　特に下位頸椎においては，肩が邪魔になって術中透視がみえない場合があるので，必要に応じてテープなどで両肩を引き下げながら，側面像を確認し，アライメントを固定する。

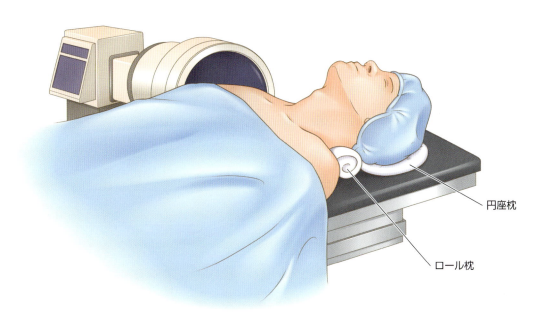

図1 手術体位
仰臥位で行う

❶可能な限り，術前X線側面像中間位と同じアライメントにする。
❷イメージ正面像でも側屈，回旋などないか確認する。
❸インプラントを打ち込む際にカウンターとなるようにロール枕を置く。

手術手技

1 展開

　原則，皮膚のしわに合わせた横皮切を用いて，舌骨をC3，甲状軟骨をC4-5，輪状軟骨C6を高位の目安とし，手術椎間に大きな骨棘などがある場合，直接皮膚の上から触れてアプローチの目安とする．

　広頚筋を皮切の方向に切離，胸鎖乳突筋前縁で浅頚筋膜を切離し，胸鎖乳突筋の内縁を腹側に剥離する．胸鎖乳突筋と肩甲舌骨筋を筋鈎などで内外側に引きながら，鈍的に腹側内側に展開していき，さらに頚動脈鞘を外側に，食道を内側に避け椎前葉に至る．椎前葉は疎な結合組織でこれを粘膜剥離子などで剥離して椎体前面に至る 図2a 。

　通常，椎間板が少し膨隆し椎体中央が凹んでいるので，手術椎間と思われる椎間板にマーキングをする．23Gカテラン針などを椎間板に留置し，透視やX線にて確認する．

鉤椎関節の露出

　高位を確認した後に，椎間板レベルで頚長筋内縁を電気メスなどで切離した後，コブエレベーターなどで鈍的に頚長筋を外側に剥離する．その後椎体中央レベルに側方から出てくる血管をバイポーラで凝固し，椎体の外側を鈍的に剥離して鉤椎関節を露出させる 図2b 。

> **コツ&注意 NEXUS view**
>
> 術中正面透視や外側部の除圧のため，少し広めに展開することが重要である．
>
> 左右に同様の操作を行い，左右の頚長筋にバランスよくレトラクターをかけ術野を保持する．さらに上下椎体にピンレトラクターを設置し，椎間を開大できるようにする．ピンレトラクターのピンはインプラント設置の際のメルクマールとなるので，椎体正中，手術する椎間板からなるべく離れた位置に刺入する．

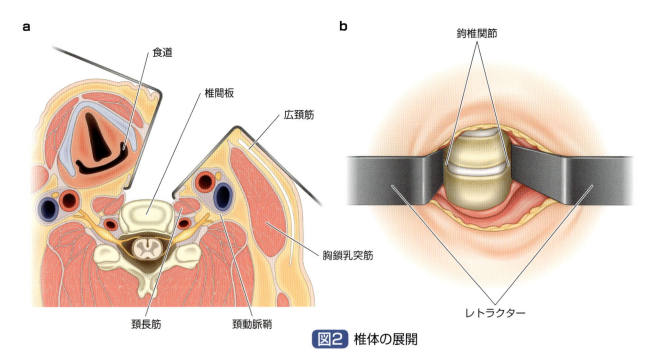

図2 椎体の展開

a：胸鎖乳突筋と肩甲舌骨筋を筋鈎などで内外側に引きながら鈍的に腹側内側に展開していき，さらに頚動脈鞘を外側に食道を内側に避け，椎前葉に至る．椎前葉を粘膜剥離子などで剥離して椎体前面に至る．
b：鉤椎関節の露出

2 椎間板の除圧操作

　前縦靱帯を切離し，ピンレトラクターにて椎間を軽度開大させ，椎間板の上下を終板に沿って電気メスなどで切り，鋭匙や鉗子を用いて少しずつ切除していく 図3 。前方の骨棘などは必要に応じてあらかじめ切除し，椎間板を廓清しながら腹側に進入していく。

> **コツ&注意　NEXUS view**
>
> 　通常，終板は軽度頭側に傾いているので，角度を意識しながら椎間板切除を行う。この際に骨性終板を損傷しないよう最大限留意する。除圧幅は横径メジャーなどで確認しながら行うが，通常の脊髄症に対して，掘削幅は鉤椎関節の基部までで脊髄の除圧は十分であることが多い。

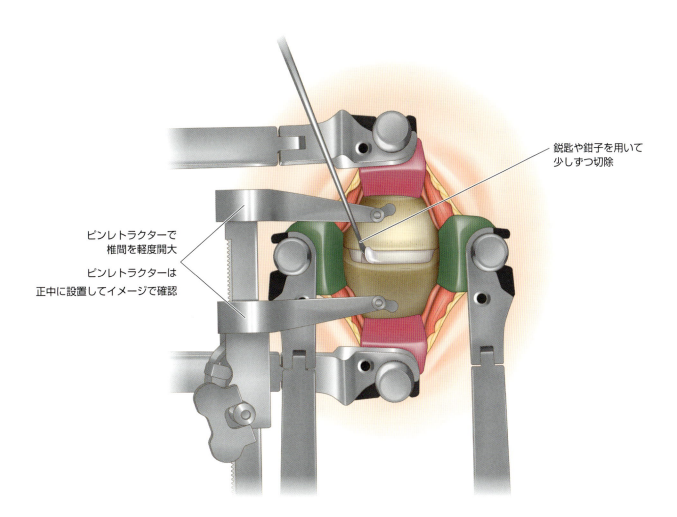

図3 椎間板の郭清
ピンレトラクターにて椎間を軽度開大させ，椎間板を少しずつ切除していく

椎体終板の母床作製

椎体後方に到達すると上下終板が近接してくるので，これをダイヤモンドバーで削っていき，上下椎体後縁のエッジを削り落とす．骨棘などがある場合は，骨棘も含めて掘削する 図4 ．椎体終板は，フラットで平行になるように母床を作製する．専用のバーを用いて作製することも可能である．上下終板を必要最小限トリミングし，骨性終板を可能な限り温存する．椎体終板とインプラント（Prestige LP™ Cervical Disc，Medtronic社）を隙間なく設置させるためには，椎体後縁までしっかりと母床を作製することが必要となる．

> **コツ&注意　NEXUS view**
>
> 終板を温存し，後方のエッジ部分のみ削除することが肝要である．
> 椎間板ヘルニアがある場合にはヘルニア門から髄核鉗子などでヘルニアを摘出する．ヘルニアが上下にmigrateしている場合は，曲りの鋭匙などを使用して摘出を行う．椎間孔に骨棘が張り出している神経根症の症例や外側部のヘルニアでは，椎間孔の除圧が必要である．鉤椎関節を必要に応じて完全もしくは部分切除し，外側の骨棘切除やヘルニア摘出を行う．
> 椎間孔部はエアトームの熱が発生しにくいよう，水をかけながら断続的に掘削し，また神経根周囲は易出血性であることから止血薬などをつめながら愛護的に除圧を行う．

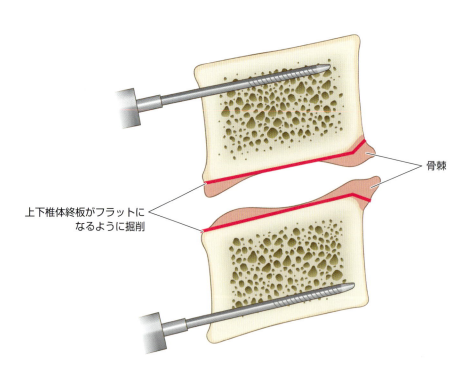

図4　除圧の範囲と終板のトリミング
椎体終板はフラットで平行になるように母床を作製する

後縦靱帯の切除

人工椎間板手術では可動性を温存するため，正中から外側にかけて十分な除圧操作が必要となる。正中部，外側部いずれの除圧においても，後縦靱帯は除圧の幅で原則切除する 図5 。また海綿骨が露出するような部位では，骨ろうを塗るなどして新たな骨棘形成などを予防する。

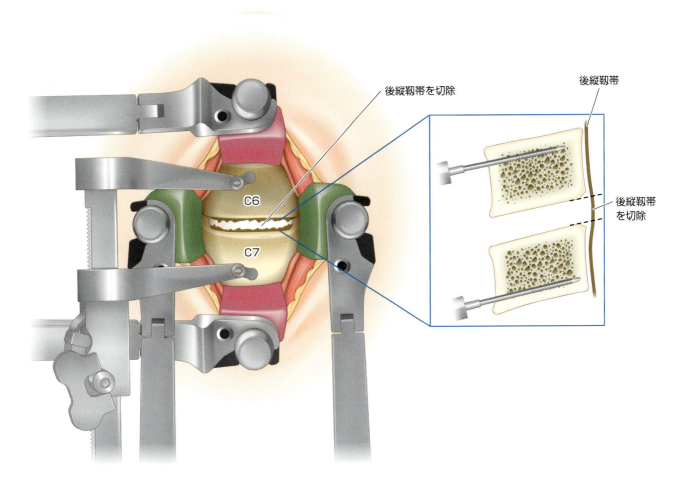

図5 後縦靱帯の切除

後縦靱帯は，メスや1mmのケリソン鉗子を使用し，原則切除している

3 人工椎間板の挿入

インプラントの特徴

　Prestige LP™ Cervical Discは摩耗粉が出にくい，10％TiC（チタンカーバイド）/90％Ti6AL4Vの複合材料でできている。上位のボール部と下位のトラフ部に分けれ，両パーツが組み合わさり，椎間の動きを可能にする 図6。鋸状のキールで初期固定され，プラズマポーラスコーティングされたエンドプレートへのbone-in-growthにて椎体との固定性が高まる[5]。前後屈10°，側屈10°，前後方へのtranslationを2mm許容し，生理的な椎間の可動性を保持する。

サイジング，ラスピング

　ピンレトラクターを弛めて，椎間板高を専用のシムディストラクターで確認してサイズを確定する 図7a。そのとき，罹患椎に可動性が残っているかを確認する必要がある。術中に計測した椎間板高と同サイズのラスプを使って，椎体終板の母床作製を行う。この際，中央に設置されたか椎体正中を確認する 図7b。

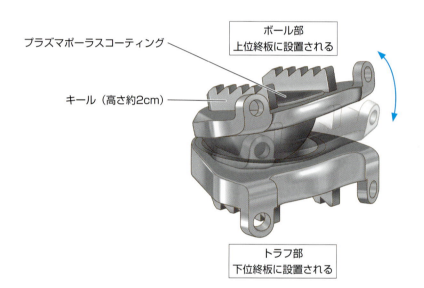

図6 使用インプラント
Prestige LP™ Cervical Discを使用している

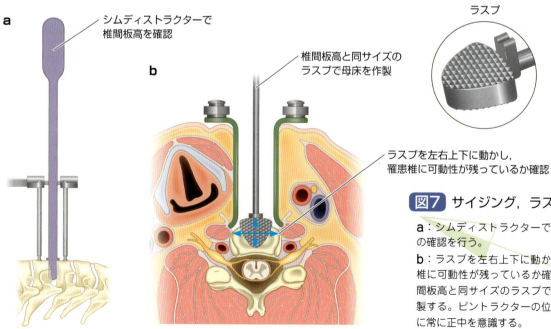

図7 サイジング，ラスピング
a：シムディストラクターで椎間板高の確認を行う。
b：ラスプを左右上下に動かし，罹患椎に可動性が残っているか確認し，椎間板高と同サイズのラスプで母床を作製する。ピントラクターの位置を参考に常に正中を意識する。

トライアルの挿入

計測した椎間板高と同じサイズのトライアルを挿入する 図8a 。

> **コツ&注意　NEXUS view**
> トライアルが椎体終板と密着し，椎体後縁までトライアルの先端が到達していることが重要である。また，正側面透視にて中空部分が正円にみえるので正側面を確認できる 図8b 。

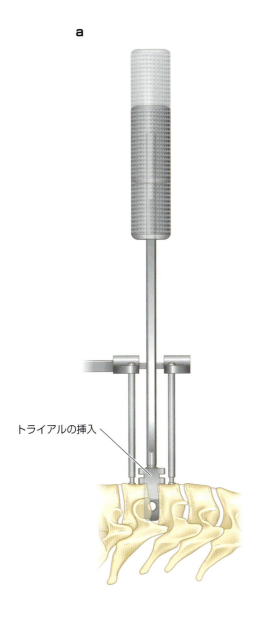

トライアルの挿入

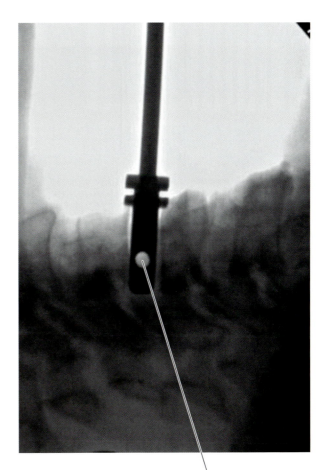

正側面で中空部分が正円にみえるようにする

図8 トライアルの挿入
a：計測した椎間板高と同じサイズのトライアルを挿入する。通常，5mm，6mm，7mmが使用されることが多い。
b：側面透視にて中空部分が正円にみえるように確認する。

ドリリング

挿入したトライアルに沿わせながら，ドリルガイドを挿入する．ドリルガイドのピンを上下の椎体にしっかりと打ち込む．この際，トライアルが左右にぶれないようにしっかりと把持しながら，時折側面像にて，中空部分がずれていないかを確認しながら，ゆっくりと慎重に挿入していく．

次にキールの入口にドリルで下穴を作製していく．最初に作製した下穴の対角線上の下穴を次に作製するようにして，順次進めていく 図9 。

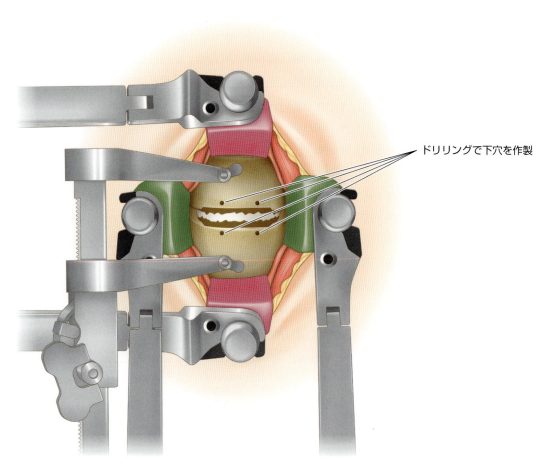

図9 ドリリング
ドリリングで下穴を作製する

キール作製

作製した下穴にドリルガイド越しにレールパンチを用いてキールを作製する 図10 。

> **コツ&注意 NEXUS view**
> 透視側面像にて最後までしっかりキールが作製できているか確認する。特に頭側の椎体に関して，助手がピンレトラクターのピンを保持してカウンターをあてると，キールの作製がしやすい。

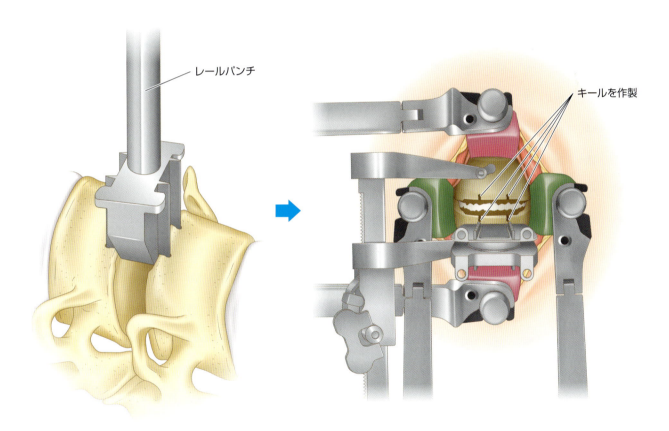

図10 キール作製
作製した下穴にドリルガイド越しにレールパンチを用いてキールを作製する

インプラント挿入

作製したキールに，Prestige LP™ Cervical Discのキールをあてて，側面像で挿入深度を確認しながら，慎重に打ち込んでいく 図11 。

インプラントが椎体間に挿入されるまでマレットで愛護的に打ち込んでいく。前弯がある場合には，ファイナルインパクターで上下の椎体終板によりフィットするように打ち込む。

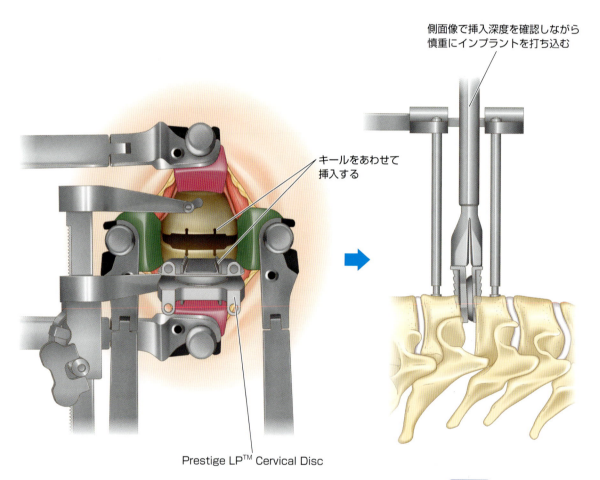

図11 インプラントの挿入
Prestige LP™ Cervical Discを慎重に打ち込む

4 閉創，後療法

インプラントが椎体にしっかり固定されていることを確認し 図12，透視，もしくはX線にて挿入位置も問題ないかを確認する。陰圧ドレーンを（通常2日間）留置し，各層を縫合し閉創する。

術後は頸部の腫れをみながら嚥下食から開始し，2日で離床しリハビリを行う。外固定は必ずしも必要ないが，1～2週間程度ソフトカラーを着用している。

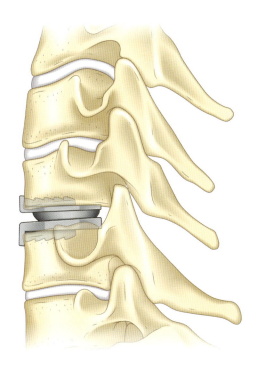
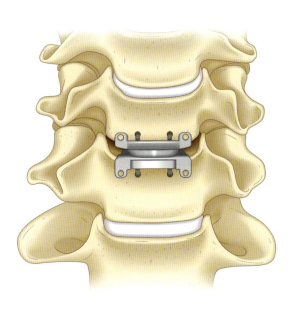

図12 術後の外観

文献

1) Dmitriev AE, Cunningham BW, Hu N, et al. Adjacent level intradiscal pressure and segmental kinematics following a cervical total disc arthroplasty: an in vitro human cadaveric model. Spine (Phila Pa 1976) 2005; 30: 1165-72.
2) Cummins BH, Robertson JT, Gill SS. Surgical experience with an implanted artificial cervical joint. J Neurosurg 1998; 88: 943-8.
3) 頚椎人工椎間板適正使用基準策定委員会. 頚椎人工椎間板置換術 適正使用基準. J Spine Res 2018; 9: 889-95.
4) 吉井俊貴. 頚椎人工椎間板置換術. 脊椎脊髄 2018; 31: 749-54.
5) Lou J, Wang B, Wu T, et al. In-vivo study of osseointegration in Prestige LP cervical disc prosthesis. BMC Musculoskeletal Disorder 2018; 19: 42.

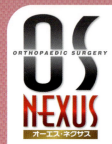

I. 頸椎手術のArt
上位頸椎前方進入の技

東京大学大学院医学系研究科整形外科学　松林　嘉孝
群馬大学大学院医学系研究科整形外科学　筑田　博隆

Introduction

　上位頸椎の前方アプローチには，正面から進入するtransoral approach[1]と前側方から進入するhigh cervical retropharyngeal approach[2]がある 表1 。それぞれのアプローチで到達可能な範囲や起こりうる合併症も異なるため，手術の目的に応じたアプローチの選択と術前準備が必要である。

　頭蓋頸椎移行部疾患では変形・奇形に伴って椎骨動脈の走行異常がしばしばあり，術前造影CTの三次元再構成によるチェックが必須である 図1 。

　また，術前に脳神経症状や嚥下障害が潜在していたり，術後に嚥下障害が出ることがあるので，術前の脳神経および嚥下機能評価は必須である。術後はアプローチや手術内容に応じて絶食が必要となり，中心静脈栄養，気管切開，胃瘻造設の必要性についてもあらかじめ検討しておく。

	Transoral approach	High cervical retropharyngeal approach
頭尾側	斜台尾側〜C2尾側縁	C1より尾側
内外側	正中から15mm程度	進入側は外側までよくみえる
術野の拡大	頭側は軟・硬口蓋の切開 尾側は下顎縦割または通常の前方を追加	頭側は不可 尾側はSCMに沿って皮切を延長。両側も可
清潔度	不潔（術前に口腔内チェックとイソジン液でうがい励行）	清潔
適応	CVJ前方組織の解離，切除	硬膜腹側の病変 CVJ前方で外側まで広がる病変 インプラントや硬膜操作が必要な場合
体位	仰臥位，ハロー牽引（3〜体重の1/5） またはMayfield固定	仰臥位 下顎挙上し対側へ回旋
麻酔	経口挿管，正中位固定し開口器でチューブごと舌を尾側へレトラクト	経鼻挿管あるいは気管切開
注意	硬膜内操作，インプラント設置は相対的禁忌 開口障害（＜25mm）は困難または内視鏡併用 まれに創離解	中枢神経麻痺がある場合は，麻痺側からが望ましい 頸椎の可動域により到達範囲は制限される。 術野の牽引などで嚥下機能・発声障害が出現する（上喉頭神経，舌咽神経など）
術後	侵襲により1〜数日挿管管理 創部の状態で数日から2週間程度絶食	必要あれば数日挿管管理 嚥下機能を確認しながら食事

表1 Transoral approachとhigh cervical retropharyngeal approach

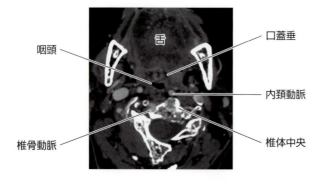

図1 術前造影CT
椎骨動脈，内頸動脈の走行異常が確認できる

❶病変の所在と手術内容によって，transoral approach, high cervical retropharyngeal approach, 後方アプローチを使い分ける。
❷術前評価（椎骨・頸動脈，嚥下機能，脳神経）をしっかりと行う。

Transoral approach

術前情報

●手術適応と禁忌

インプラントや手術手技の発達により，多くの症例は後方のみの手技で環軸関節解離手技から矯正固定まで可能である．術前牽引下CTや麻酔下牽引にて矯正不能かつ後方から解離不能な症例に限ってtransoral approachでの環軸関節解離を行っている[3]．

Transoral approachは頭蓋頚椎移行部を正面から低侵襲にアクセスできるが，外側への展開は限られている．頭尾側は一般的には斜台の尾側縁～C2/3までであり，X線側面像などで到達可能なレベルを確認しておく 図2 ．また，不潔な手術であるため，硬膜内操作やインプラント設置は基本的に禁忌である．

●麻酔

経口挿管，正中位固定

●手術体位

仰臥位，ハローリングを装着して牽引する（3kgから開始し，最大体重の1/5まで） 図3 ．

手術進行

Transoral approach
1. 切開，骨の展開
2. 骨切除，解離～閉創
3. 縫合
4. 術後

適応症例

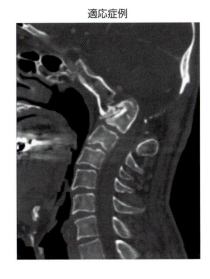

到達可能な範囲

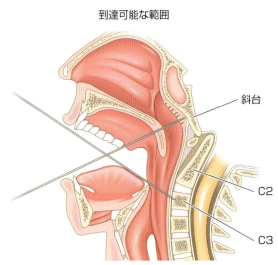

図2 到達可能な範囲
Transoral approachは，斜台の尾側縁～C2/3までアプローチ可能である

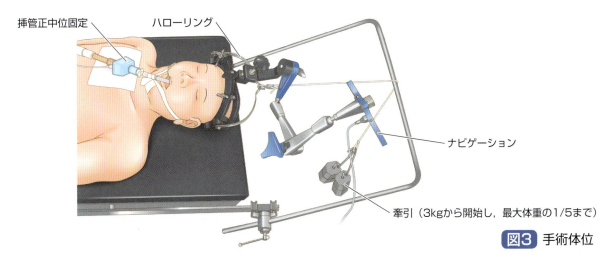

図3 手術体位

● 術前準備

　開口障害のある患者は展開や手技が困難となるため，口腔内の衛生とともに術前に評価しておく。術前セッティング［ナビゲーション，透視，顕微鏡（または内視鏡），牽引，運動誘発電位（motor evoked potential；MEP）・体性感覚誘発電位（somatosensory evoked potentials；SEP）モニタリングができるように］を行う。

　抗菌薬はcefazolin（CEZ）とclindamycin（CLDM）を併用し，術後3日目まで使用している。口腔内と鼻腔内を20倍希釈イソジンでよく消毒し，開口器を設置する。環椎の前結節を触れ，位置を確認する。変形が強い症例など通常と解剖が異なる場合はナビゲーションが有用である[4]。

　エピネフリン添加1％リドカインあるいは10万倍希釈エピネフリンを粘膜切開予定部の粘膜下に局所注射する。側方へのレトラクターが付属する開口器（Crockard retractor, Dingman retractor）や付属しないDavis retractorなどがある。Davis retractorにTRIMLINE®（Medtronic社）などを組み合わせて側方にレトラクトしてもよい。軟口蓋はレトラクターで牽引してもよいが，鼻腔から通したネラトンチューブを口蓋垂の基部に結びつけて引き出すことで，持続的に頭側へレトラクトできる 図4 。軟口蓋は通常は切開していない。

> **コツ&注意　NEXUS view**
> 開口器でチューブごと舌を尾側へレトラクトする際に，レトラクターと歯の間に舌を挟まないように注意が必要である。

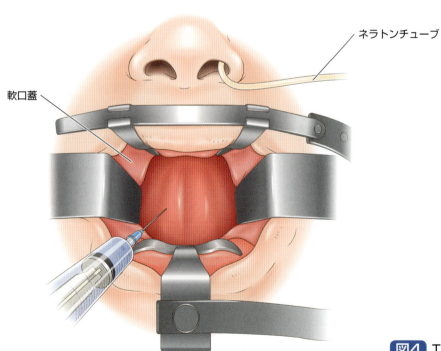

図4　Transoral approachでの術野

手術進行

1 切開，骨の展開

手術位置の確認ができたら，粘膜の正中をメスにて縦切開する．前結節に付着する頸長筋が現れるので，これを電気メスにて骨膜下に剥離し 図5 ，外側へレトラクトする．粘膜と筋層はできる限りに一塊でレトラクトし，縫合も一塊で行っている．

斜台からC2にかけて目的とする範囲の骨を展開できたら，剥離や解離を行う．まずは，前結節，C2椎体中央，環軸関節などの位置を確認し，環軸関節の癒着の剥離や骨棘切除を行う 図6 ．牽引をかけていれば，解離ができると環軸関節が開くため，透視で適宜状況を確認する．

> **コツ&注意 NEXUS view**
> 通常は椎骨動脈，内頸動脈は術野の外側を走行しているが，変形症例ではいずれも咽頭後壁正中から5mm以内に存在することがあるので，術前によく画像をチェックしておく（図1 参照）．

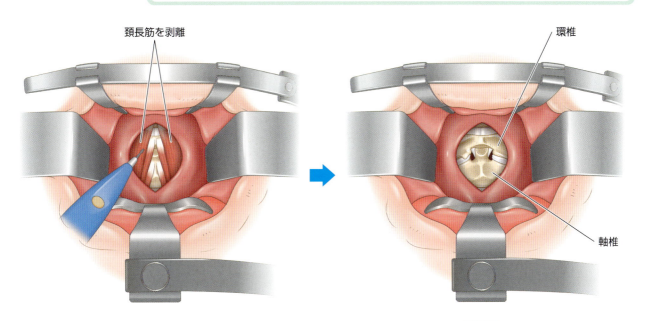

図5 粘膜の切開，骨の展開

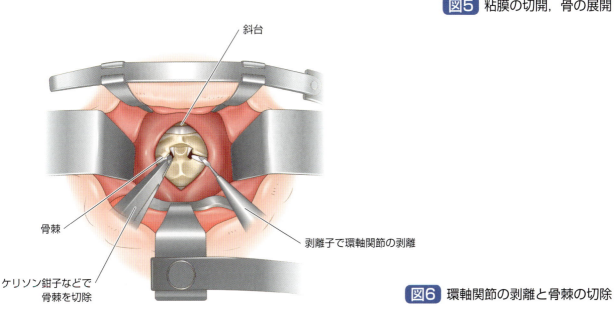

図6 環軸関節の剥離と骨棘の切除

2 骨切除，解離〜閉創

環軸関節の剥離で可動性が得られていない場合は，エアトームで前弓の切除を行う（歯突起全体が確認できれば，前弓の尾側部分切除でもよい）図7。剥離子や鋭匙などで歯突起周囲の剥離を行う。必要があれば，歯突起切除をエアトームおよびケリソン鉗子にて行う。この際に注意すべきは硬膜損傷であり，アグレッシブな軟部組織の切除は控える。

> **トラブル NEXUS view**
> 万が一，硬膜を損傷した場合は，髄液漏対策としてlumbar drainageの留置と，細菌性髄膜炎の治療が必要となる。

3 縫合

十分な止血を行い，フィブリン糊でdead spaceをなくす。2-0 VICRYL® Plus（Ethicon社）で粘膜と筋層を一塊に縫合し，ゲンタシン軟膏を塗布する 図8。必要に応じて，後方からの固定術を行う。

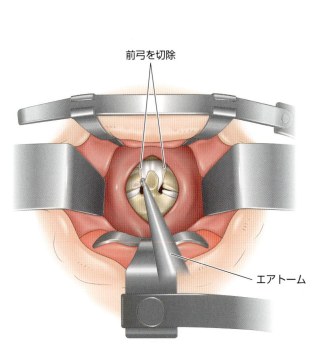

図7 歯突起周辺の剥離

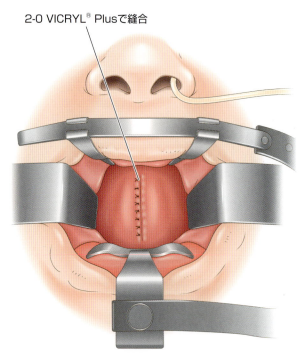

図8 縫合

4 術後

術後は基礎疾患や手術内容，創部の状態に応じて挿管管理および数日〜2週間程度の絶食。長期絶食の場合は経管栄養か中心静脈栄養（total parental nurtrition；TPN）を行う。

High cervical retropharyngeal approach

術前情報

●手術適応と禁忌

上位頚椎の疾患で外側まで病変がある場合や，上位頚椎の前方にインプラント設置が必要な症例，尾側での通常の前方アプローチを頭側に延長する場合などで適応がある。

●麻酔

口を閉じたほうが頭側へ展開できるため，経鼻挿管あるいは気管切開が望ましい。

●手術体位

仰臥位で頭部は下顎挙上し，対側へ回旋。アプローチの左右は病変の位置や脳神経麻痺，嚥下障害の有無（麻痺がある場合は麻痺側から）で決定する。

●術前準備

上位頚椎の癒合などで回旋・伸展が制限されている症例では十分な視野を得られないことがあり，術前に伸展位X線やCTで下顎と上位頚椎の位置を確認しておく。

手術進行

High cervical retropharyngeal approach

1. 皮切，広頚筋切開
   ・皮切
   ・広頚筋切開
2. 顎二腹筋の確認
3. 顎二腹筋翻転，舌下神経，上喉頭神経の確認
4. 環軸椎の確認，展開
5. 閉創

① 脳神経および嚥下機能をよく評価して，病変部位と合わせてアプローチの左右を決める。
② 顎二腹筋を切離翻転する。舌下神経を確認して顎下腺ごと頭側へレトラクトし，舌骨と咽頭を内側へレトラクトする。
③ 横走する神経（舌下神経，舌咽神経，上喉頭神経）の損傷は嚥下障害の原因となりうるので注意する。

手術進行

1 皮切,広頚筋切開

皮切

顎下縁から2cm尾側で,下顎に沿って正中やや外側から乳様突起先端に至る皮切。
広頚筋を皮切範囲 図9a で展開する。

> **コツ&注意 NEXUS view**
>
> 各層をしっかり展開すれば中位頚椎まで到達できるが,遠位への展開が必要な場合は,T字あるいはhockey stick状に尾側へ延長することもできる 図9b 。

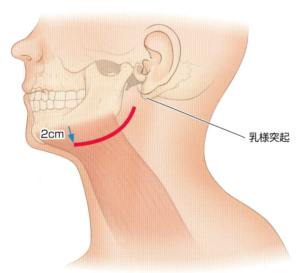

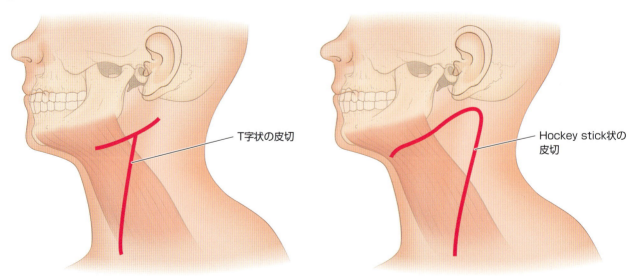

図9 High cervical retropharyngeal approachの皮切
a:通常の皮切
b:遠位への展開が必要な場合

広頚筋切開

皮下で広頚筋を剥離したのち，皮切と同じレベルで広頚筋を切開する 図10 。

> **コツ&注意 NEXUS view**
> 広頚筋の次の層では，下顎下縁近く（〜2cm）顎下腺より浅い層に顔面神経の下顎縁枝（損傷すると口角下垂）が2〜3本走行しているので，下顎に近づき過ぎないようにする。

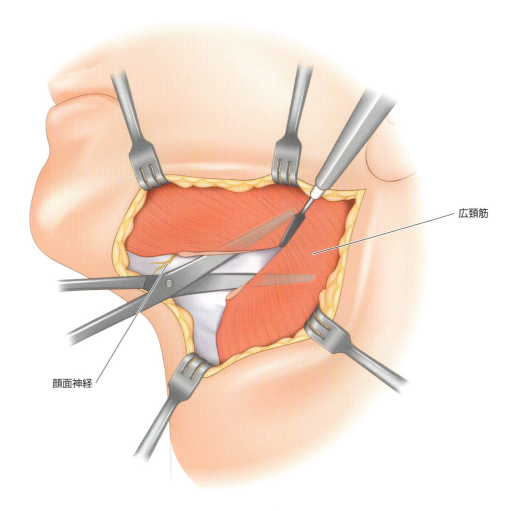

図10 広頚筋の切開

2 顎二腹筋の確認

広頚筋を横切し，翻転すると顎下腺とその外側に顔面動静脈が確認できる 図11a 。顔面神経の下顎縁枝を損傷しないために，顎下腺の尾側で深層に進入し，顎下腺ごと頭側へ避けるのがよい 図11b 。

顎下腺を翻転すると浅頚筋膜があり，これを切離すると顎二腹筋（乳様突起〜舌骨）と茎突舌骨筋（茎状突起〜舌骨）がみえる 図11c 。

> **コツ&注意 NEXUS view**
>
> 顔面動脈は外頚動脈の分枝で，このアプローチを横切る最も頭側の動脈である。尾側では舌動脈，上甲状腺動脈（上喉頭動脈を分枝）の順で外頚動脈から分枝し横走している。
> 顎下腺の圧排により，口腔内から多量の唾液が溢れ出るため，口腔内の吸引など清潔の保持に注意する。

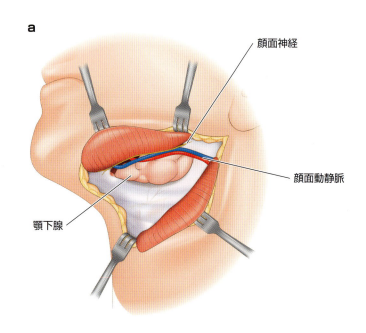

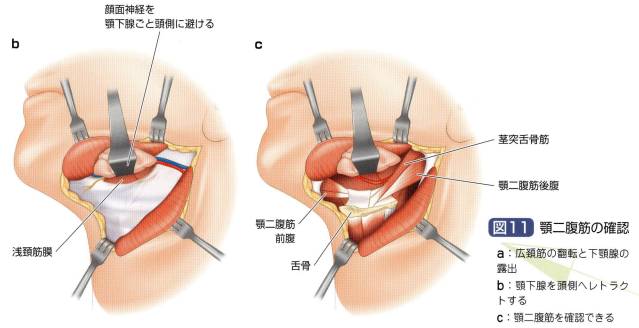

図11 顎二腹筋の確認

a：広頚筋の翻転と下顎腺の露出
b：顎下腺を頭側へレトラクトする
c：顎二腹筋を確認できる

3 顎二腹筋翻転，舌下神経，上喉頭神経の確認

　顎二腹筋後腹と茎突舌骨筋を切離すると舌骨の内側への可動性が得られる．切離した顎二腹筋と茎突舌骨筋を頭側へレトラクトすると深部で舌下神経が走行しているのが確認できる 図13a．

　切離した顎二腹筋，茎突舌骨筋と舌下神経を頭側へ，頸動静脈を外側へ，舌骨含めた咽頭を内側へと，中下位頸椎の前方アプローチのように鈍的に剥離していく 図13b．この術野ではいくつかの動脈と神経が横切るため，剥離することで展開が改善する．

> **コツ&注意 NEXUS view**
>
> 外頸動脈の枝で術野を横切るものは展開の必要に応じて結紮，切離してもよい．
> 　迷走神経から上喉頭神経が分枝し，C2/3レベルで内枝（喉頭の知覚，外枝は運動枝）が上甲状腺動脈と伴走して舌骨～甲状軟骨間に入る．上喉頭神経は短い距離を直線で走行しており，牽引に弱く，損傷は嚥下障害や発声障害の原因となるため，注意が必要である 図13c．

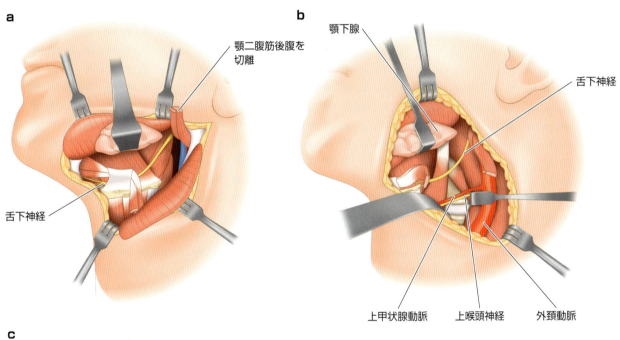

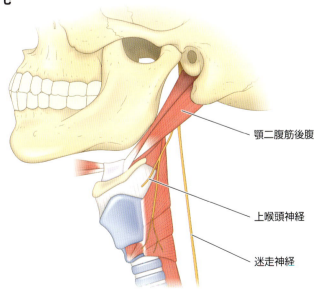

図13 顎二腹筋翻転，舌下神経，上喉頭神経の確認

a：顎二腹筋を切離し，舌下神経を確認する．
b：舌下神経を頭側へレトラクトし，術野を横走する上喉頭神経と外頸動脈の枝（上甲状腺動脈）を確認する．
c：上喉頭神経の損傷に気を付ける．

4 環軸椎の確認，展開

鈍的剥離で椎体前方に到達した後，頚長筋，環椎前結節（C1の前弓），軸椎の椎体隆起などから正中を確認する 図14 。

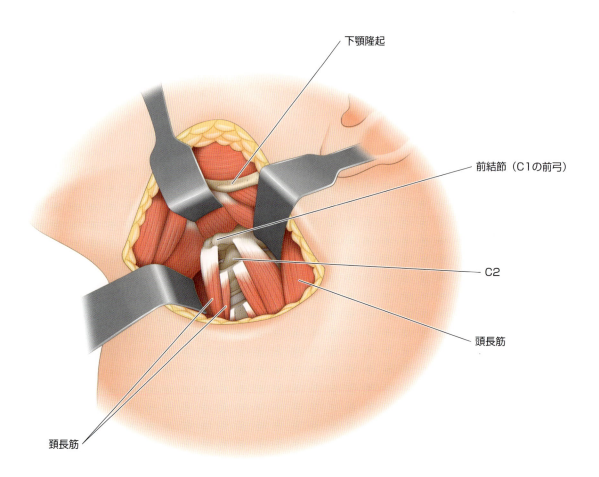

図14 C1前弓の確認

咽頭を舌骨ごと内側に避けて，その深層を鈍的に剥離する。

5 閉創

ドレーンを留置し，閉創する 図15 。必要に応じて後方固定を行う。術後の挿管期間は手術侵襲や気道浮腫の程度に応じて1〜数日としている。

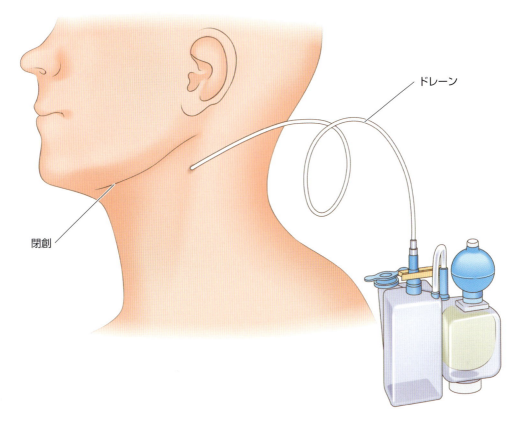

図15 閉創

文献

1) Menezes AH, VanGilder JC. Transoral-transpharyngeal approach to the anterior craniocervical junction. Ten-year experience with 72 patients. J Neurosurg 1988；69：895-903.
2) Stevenson GC, Stoney RJ, Perkins RK, et al. A transcervical transclival approach to the ventral surface of the brain stem for removal of a clivus chordoma. J Neurosurg 1966；24：544-51.
3) Wang C, Yan M, Zhou HT, et al. Open reduction of irreducible atlantoaxial dislocation by transoral anterior atlantoaxial release and posterior internal fixation. Spine（Phila Pa 1976）2006；31：E306-13.
4) Miyahara J, Hirao Y, Matsubayashi Y, et al. Computer tomography navigation for the transoral anterior release of a complex craniovertebral junction deformity: A report of two cases. Int J Surg Case Rep 2016；24：142-5.

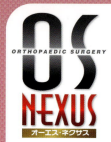

I. 頚椎手術のArt
第7頚椎pedicle subtraction osteotomy

名古屋市立大学大学院医学研究科整形外科学　水谷　潤

Introduction

術前情報

● 手術適応

Rigidな頚椎後弯変形が適応となる。

● 麻酔

全身麻酔で行う。

● 体位

通常の腹臥位でヘッドアップ20～30°とする。メイフィールド頭蓋固定器で手術台にアタッチメントを使用して固定する，あるいは術前にハローを装着し，ハローを手術台に固定できるアタッチメントを締結する。

骨切り終了後，矯正操作を行う際には締結を緩めて頚椎を伸展させる必要があるため，術者がメイフィールドやハローリングを把持して矯正操作を行うことができるようにドレーピングを工夫する 図1 。加えて，矯正時に固定の締結を緩めることができるように外回りの医師を待機させる。

● 術前準備

頚椎後弯角度，頚椎全体の可動性，全脊柱アライメント評価を行い，何度くらいの矯正が必要かなど十分に検討する。

全脊柱立位X線，頚椎（正面，側面，側面動態），胸椎側面動態，腰椎側面動態CTにて，C6の椎弓根スクリュー挿入できるかどうか，T1椎弓根スクリューが挿入できるかどうかを検討する 図2 。

術中脊髄モニタリングを必ず併用するように準備する。

手術進行

1. 皮切，展開
2. 後方固定スクリューの挿入
3. 後方要素切除
4. 椎体海綿骨部分の掘削と除去
5. 椎体側壁の除去と落とし込み
6. 整復操作
7. ロッド締結と閉創

❶ 頚椎のrigidな後弯変形に対して行う術式であるが，各種画像を総合的に評価して，他の術式で矯正できないか十分検討する。

❷ 第7頚椎レベルでは椎骨動脈が椎体前面を走行するため，pedicle subtraction osteotomy（PSO）が可能であるが，他の椎体レベルでは椎骨動脈は横突孔内を走行するため，他の椎体レベルではPSOは通常行えないことに注意する。

❸ 術中矯正操作などでモニタリング異常が生じたら躊躇せず，矯正を元に戻す。過度の矯正は禁物である。

第7頸椎 pedicle subtraction osteotomy

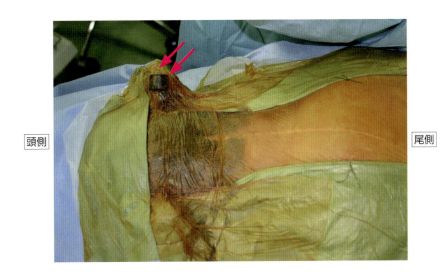

図1 術中矯正のためのドレーピングの工夫

術中矯正時に術者がしっかりと頭側を保持して，術者自身が矯正を行えるように，ハローリング（矢印）を持ちやすいようにドレーピングを行う

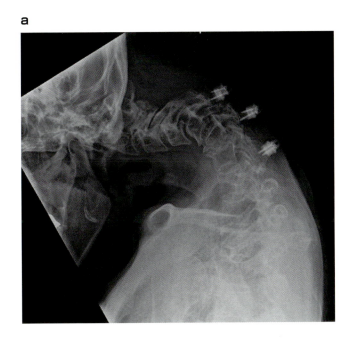
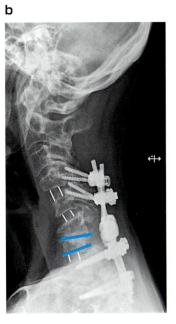

図2 術前・後像

a：術前
b：術後

（文献1より）

手術手技

1 皮切,展開

C2-T3あるいはT5まで展開する 図3 。

2 後方固定スクリューの挿入

C6-T1をスキップして後方からスクリューを挿入する 図4 。尾側端は通常T2あるいはT3まででよいと考えているが,胸椎の後弯が強度の場合にはT5あるいは胸椎後弯の頂点を超えるところまでスクリューを挿入する。

> **コツ&注意 NEXUS view**
>
> スクリューは椎弓根スクリューが挿入できれば椎弓根スクリューが望ましいが,無理な挿入は椎骨動脈損傷など重篤な合併症を引き起こす可能性があるので,外側塊スクリューでもよい。
> C6とT1は, 3 の後方要素切除を行った後に椎弓根内縁が視認できるようになるので,そこで椎弓根スクリューのパイロットホールを作製するとよい。
> 術前計画でC6椎弓根スクリューが挿入不可能と判断したときはスキップするが,その場合にはC6-7の前方椎体間固定を考慮する。PEEKケージを用いた椎体間固定が有用である。

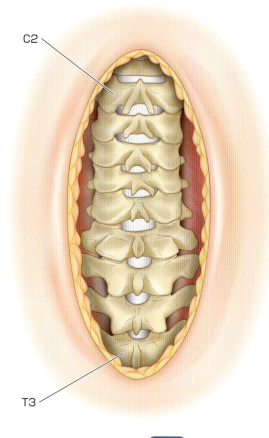

図3 皮切,展開
C2-T3まで後方展開を行う。

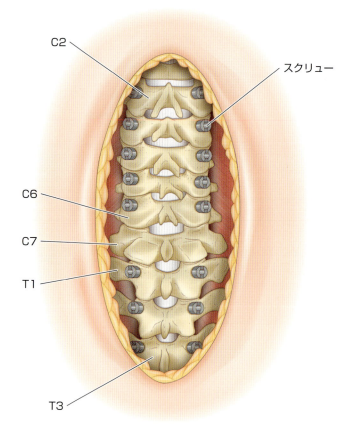

図4 スクリューの挿入

3 後方要素切除

　C7の椎弓，C6下方部分の椎弓，T1上方部分の椎弓を切除する。C7神経根とC8神経根が硬膜分岐部から完全にフリーとなるところまで椎間関節と椎弓の骨切りをしっかり行う 図5a。

　また，著者らは片側のロッドを仮固定しながら骨切りを行っている。ヒンジ付きロッドを使用することが多い 図5b。

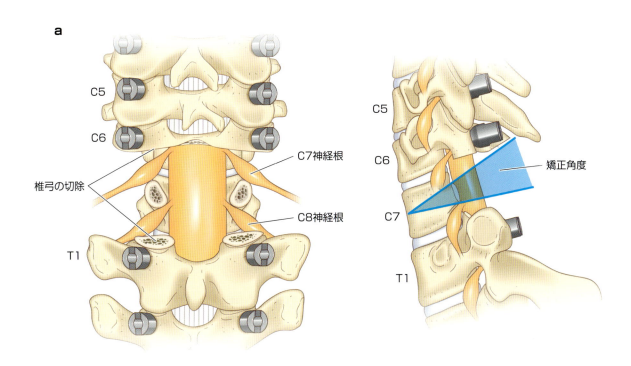

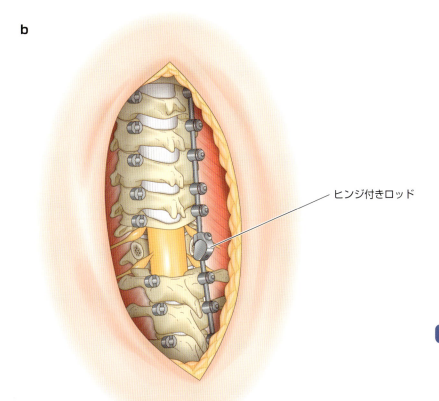

図5 後方要素切除

a：C7の椎弓，C6下方部分の椎弓，T1上方部分の椎弓切除を行う。
b：著者らはヒンジ付きロッドを使用することが多い。ロッドは片側仮固定しながら，骨切り操作を行っていく。

4 椎体海綿骨部分の掘削と除去

椎間関節切除と椎弓切除が完成したら，C7の椎弓根を椎弓根スクリュー挿入と同様の要領で，プローブ，タップを用いて椎体海綿骨部分の掘削と除去を行う 図6 。

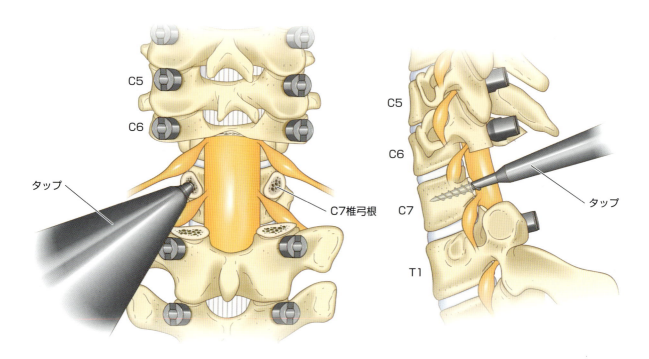

図6 椎体海綿骨部分の掘削と除去
C7の椎弓根に椎体海綿骨部分の掘削と除去を行う

5 椎体側壁の除去と落とし込み

椎体側壁を剥離して小コブや粘膜剥離子などでレトラクトし 図7a，パンチや小リウエルにて側壁を除去する 図7b。その後，椎体後壁の落とし込みを行う 図7c。

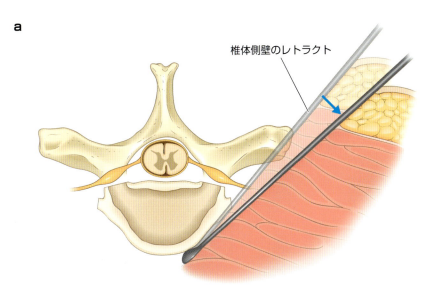

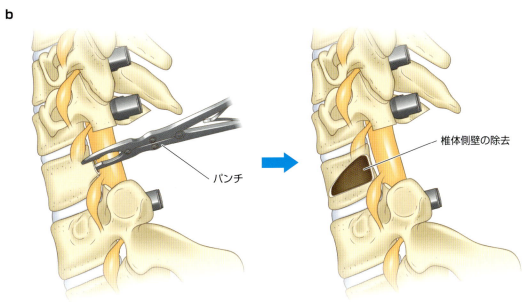

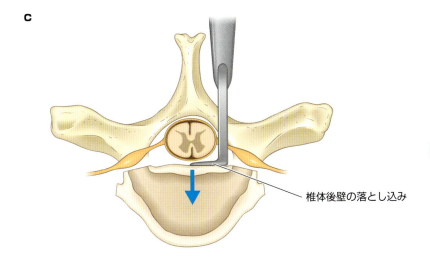

図7 椎体側壁の除去と落とし込み

a：椎体側壁の剥離とレトラクトを行う
b：パンチや小リウエルにて椎体側壁の除去を行う
c：残った椎体後壁の落とし込みを行う

6 整復操作

骨切除（掘削）の後，のように工夫したドレーピング越しに術者がハローリングあるいはメイフィールドリングをきっちり把持したことを確認の後 図8a，外周りの医師が手術台との締結を緩める。

術者が脊髄，神経根の状態を注意深く確認しながら，ゆっくりと頚椎に伸展操作を加えることで整復を徐々に行っていく 図8b。

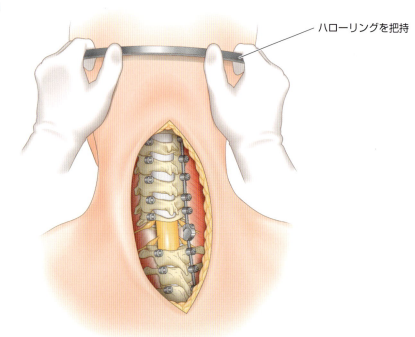

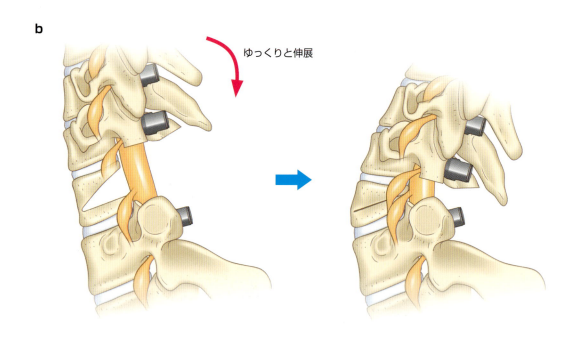

図8 整復操作
a：ハローリングを術者がしっかりと把持する。
b：神経根の状態を注意深く確認しつつ，ゆっくりと頚椎に伸展操作を加え，徐々に整復を行う。

第7頸椎 pedicle subtraction osteotomy

7 ロッド締結と閉創

矯正が得られたら，ロッドを締結する 図9 。ドレーンを一本留置し，通常通りの閉創をする。

術前後の外観
術前，前方視できず日常生活上苦痛が多かった患者が，前方視できるようになった 図10 。

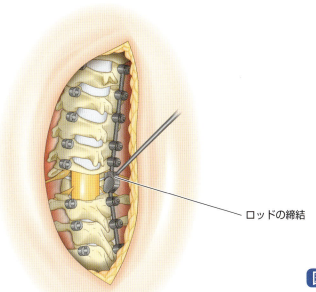

図9 ロッドの締結
必要があればコンプレッサーも併用する。

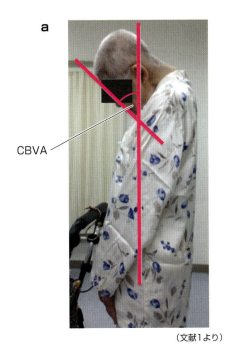
（文献1より）　　　　　（文献1より）

図10 術前後の外観
a：術前
b：術後。良好な前方視ができるようになり，頸眉垂直角（chin-brow vertical angle；CBVA）も改善された。

文献
1) 水谷 潤. 頸椎後弯症に対する変形矯正固定術. 整・災外 2015；58：449-57.

33

脊椎・脊髄腫瘍手術のArt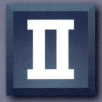

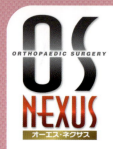

II. 脊椎・脊髄腫瘍手術のArt
胸椎腹側髄膜腫に対する手術

徳島大学大学院医歯薬学研究部運動機能外科学（整形外科）　髙田洋一郎

Introduction

術前情報

●手術適応
　手術適応は，腫瘍により脊髄圧迫が認められる症例。脊椎脊髄腫瘍による神経症状が軽微でも，進行性の場合は手術適応となる。

●麻酔
　全身麻酔で行う。脊髄モニタリングは必須であるので，麻酔法についても麻酔科医と十分に検討しておくことが必要である。

●手術体位
　腹臥位で行う。硬膜内への空気の流入を防ぐために術野が最も高い位置になるようにベッドの傾きなどを調整する。

●術前評価
　髄膜腫の切除の際には，必ず切除範囲の検討・評価が必要である[1]。
　Nakamuraら[2]はSimpson grade分類ごとの再発率を報告しており，若年発症ほど再発率が高いことを報告している 表1 。図1 に症例を提示する。

手術進行

1. 皮切，展開と椎弓切除
2. 硬膜の切開
3. 硬膜の吊り上げ
4. くも膜切開
5. 腫瘍切除
6. 硬膜の処置
7. 硬膜縫合，閉創

grade	切除範囲	再発率
	Simpson grade分類による髄膜腫の切除範囲と再発率	
1	肉眼的に腫瘍全摘出 腫瘍付着硬膜も切除	9%
2	肉眼的に腫瘍全摘出 腫瘍付着硬膜の電気凝固	19%
3	肉眼的に腫瘍全摘出 腫瘍付着硬膜などに処置なし	29%
4	腫瘍の部分切除	44%
5	除圧術のみ （腫瘍生検ありなし問わず）	―

表1　Simpson grade分類による髄膜腫の切除範囲と再発率[2]

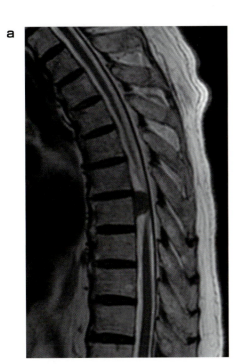
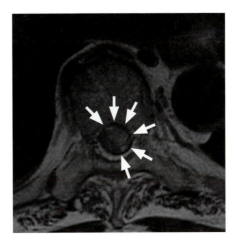
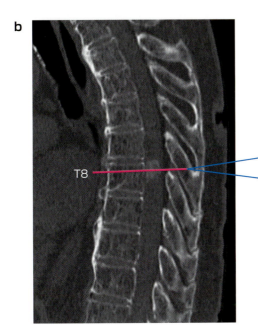
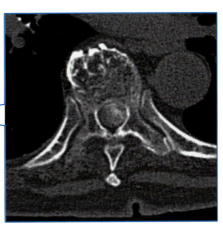

図1 症例提示

82歳，女性。腹側発生の髄膜腫が疑われる。Simpson grade 1が望ましいが，腹側硬膜の再建の難易度，年齢から予想される再発率を考慮するとSimpson grade 2を目指すのが妥当と判断し，手術を行った。
a：T8レベルの硬膜内髄外腫瘍。腹側硬膜のやや左側から脊髄を後方に強く圧排している（白矢印）。
b：CTで内部の石灰化が認められ，脊髄腹側発生の髄膜腫が疑われる。

❶ 脊髄腹側に発生した髄膜腫の治療には，年齢や再発率を考慮して慎重に切除範囲を決定する必要がある。その参考として，Simpson gradeを用いることが一般的である。
❷ 脊髄を過度に牽引しないように，腹側の腫瘍は無理に一塊として摘出せずに，超音波破砕吸引装置を使用して腫瘍内減圧してから切除する。
❸ 腫瘍の発生母地である硬膜内面をしっかりと電気凝固する。

手術手技

1 皮切，展開と椎弓切除

予定椎弓切除の範囲を十分に展開できるように正中切開を行い 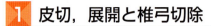，椎間関節外縁まで十分に展開する。腹側発生の髄膜腫切除の際には，片側椎弓切除（hemilaminectomy）ではワーキングスペースが確保できないため，両側椎弓切除が必要である。頭尾側の椎弓切除の範囲も，ワーキングスペースを確保するために1椎ずつ頭尾側に拡大しておく必要がある。必要であれば椎弓根内縁までの切除も考慮する。

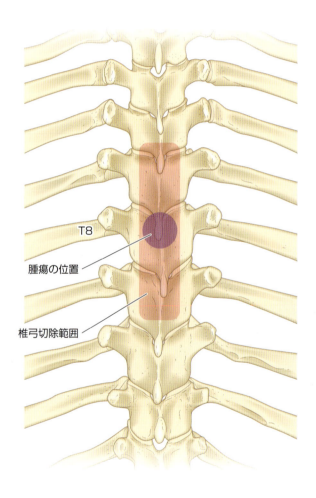

図2 頭尾側の椎弓切除範囲

2 硬膜の切開

　術中エコーを使用して腫瘍の位置を確認し，十分なワーキングスペースが確保できるように硬膜を切開する。

　硬膜切開には尖刃（11番メス）を使用し 図3a ，硬膜のみを切開できるように，顕微鏡の視野を十分に拡大する。硬膜とくも膜の間を先が鈍のヘラで確認・剥離し 図3b ， 図3c ，そのまま尖刃をあてがい，くも膜を保護しながら硬膜切開を頭尾側へ延長する 図3d 。

> **コツ&注意 NEXUS view**
> 硬膜の表面の血管はあらかじめ電気凝固して止血しておく。硬膜切開してから凝固することも可能である。

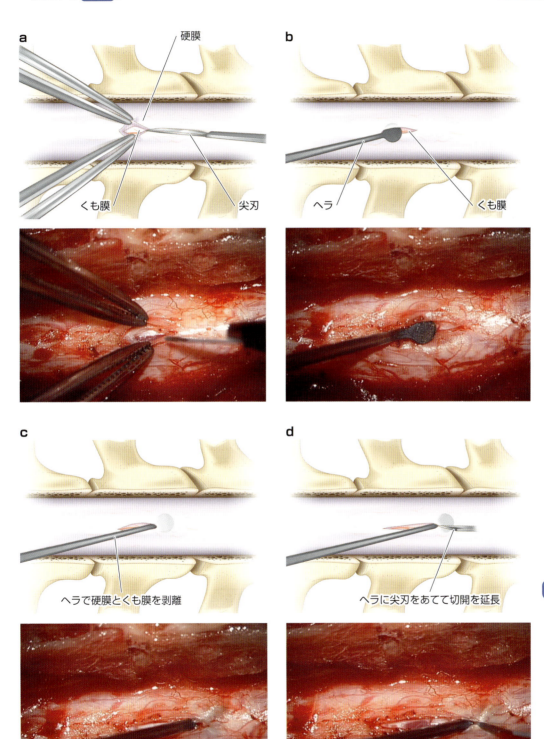

図3 硬膜切開

a：硬膜のみを尖刃（11番メス）で切開する
b：硬膜とくも膜の間をヘラで確認する
c：頭尾側の硬膜とくも膜の間をヘラで剥離する
d：ヘラに尖刃をあてがい，ヘラを動かすようにして切開を延長する

3 硬膜の吊り上げ

硬膜のみにstay sutureの糸をかけて 図4a ，左右の傍脊柱筋に締結して吊り上げる。視野が確保できるように適度に間隔をあけてstay sutureを行う 図4b 。

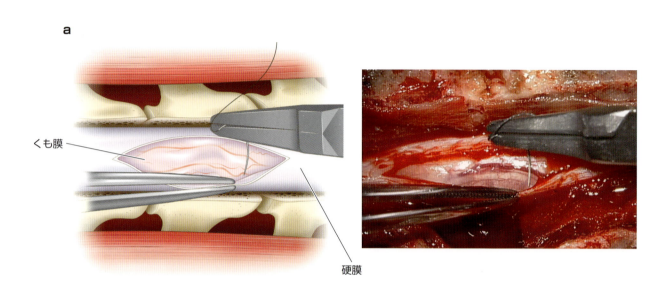

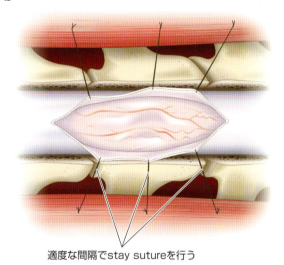

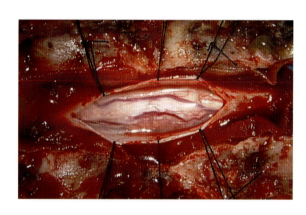

図4 硬膜の吊り上げ

a：硬膜のみにstay sutureの糸をかける
b：Stay sutureの糸を左右の傍脊柱筋にかけて締結し硬膜を吊り上げ，硬膜切開範囲に適度な間隔でstay sutureを行う。

胸椎腹側髄膜腫に対する手術

4 くも膜切開

髄膜腫はくも膜外，硬膜内に発生する腫瘍であり，基本的にはくも膜を温存して腫瘍摘出することが望ましい。しかし，腹側発生の髄膜腫ではくも膜の折り返し部分を同定することは困難であり，脊髄の過剰なレトラクトが必要となることから，くも膜切開 図5a が必要となる可能性が高い。

> **コツ&注意 NEXUS view**
>
> 切開したくも膜は吊り上げた硬膜に合わせるようにして血管クリップで固定する。こうしておくと後の硬膜縫合の際に，くも膜の再建も同時にでき，髄液漏の軽減，癒着の防止につながる 図5b 。
> 反対側のくも膜は脊髄からあえて剥離せずにそのまま硬膜に血管クリップで固定する。これにより脊髄が愛護的に反対側にレトラクトされ，腫瘍がよりみえやすくなる 図5c 。

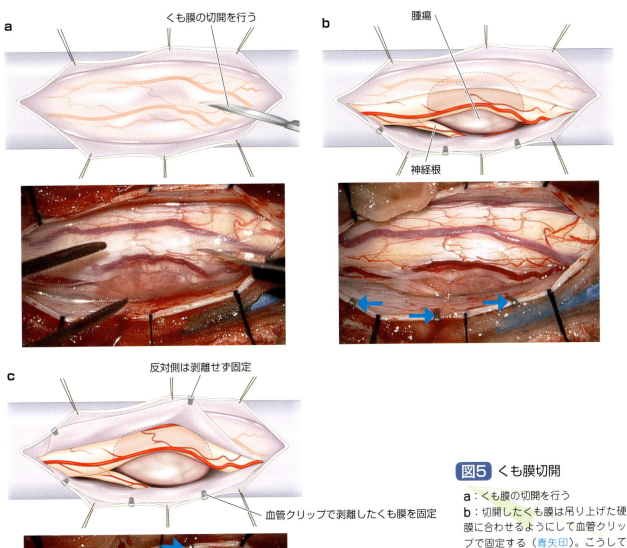

図5 くも膜切開

a：くも膜の切開を行う
b：切開したくも膜は吊り上げた硬膜に合わせるようにして血管クリップで固定する（青矢印）。こうしておくと後の硬膜縫合の際に，くも膜の再建も同時にでき，髄液漏の軽減，癒着の防止につながる。
c：反対側のくも膜は脊髄からあえて剥離せずにそのまま硬膜に血管クリップで固定する（黄矢印，青矢印）。これにより脊髄が愛護的に反対側にレトラクトされ，腫瘍がよりみえやすくなる（白矢印）。

5 腫瘍切除

　腹側の髄膜腫を一塊として切除することは脊髄障害の危険性が高いため，腫瘍内減圧をする。脊髄を保護しながら超音波破砕吸引装置（SONOPET，Stryker社）を用いて腫瘍を切除する 図6 。チップは軟部組織用のチップを使用し，超音波出力の目安としては髄膜腫の場合は30～70％が推奨されている（腫瘍の石灰化などにより適宜変更する必要がある）。吸引圧の目安は40～70％である。

> **コツ&注意　NEXUS view**
> 　超音波破砕吸引装置を使用する際は適宜，周囲との位置関係，腫瘍の深さなどを確認しながら行う。
> 　顕微鏡操作の間は何らかの処置ごとに脊髄モニタリングを必ず行い，波形の低下がないことを確認する。

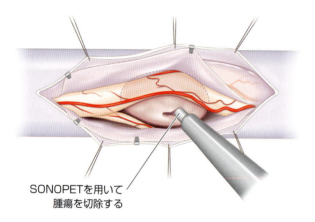

SONOPETを用いて腫瘍を切除する

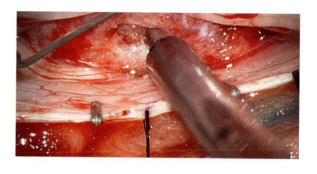

図6　腫瘍切除
脊髄を保護しながらSONOPETを用いて腫瘍を切除する。出力は40％で行う（腫瘍の石灰化などにより適宜変更する必要がある）。

6 硬膜の処置

　腫瘍が切除された後はバイポーラを用いて腫瘍の付着部硬膜腹側の電気凝固を行う。バイポーラの出力は硬膜外静脈叢を凝固止血する際と同様の出力としている。腫瘍の発生母地をしっかりと電気凝固する 図7 。

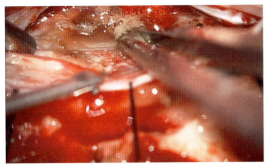

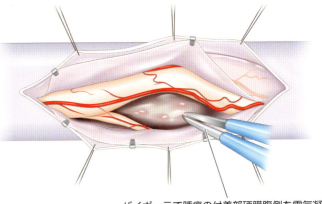

バイポーラで腫瘍の付着部硬膜腹側を電気凝固

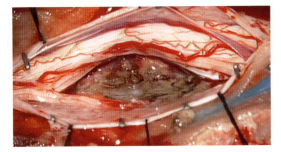

図7　硬膜の処置
a：バイポーラを用いた腫瘍の付着部硬膜腹側の電気凝固。腫瘍の発生母地はしっかりと電気凝固する。
b：処置後

7 硬膜縫合，閉創

　硬膜を縫合する際には血管クリップで固定したくも膜ごと糸をかけるようにして，縫合する。縫合後はポリグリコール酸シート（ネオベール®，グンゼ社）を縫合部に密着させ，フィブリン糊で封入する。術後の髄液漏を予防するために，筋膜はwater tightに縫合する。

　術後はドレーンからの髄液漏出量，頭痛などの低髄圧症状をみながら，2日程度はベッド上安静を行い，症状を見ながら離床していく。

文献
1) Simpson D. The recurrence of intracranial meningiomas after surgical treatment. J Neurol Neurosurg Psychiatry 1957；20-39.
2) Nakamura M, Tsuji O, Fujiyoshi K, et al. Long-term surgical outcomes of spinal meningiomas. Spine（Phila Pa 1976）2012；37：E617-23.

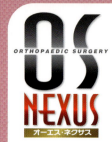

Ⅱ. 脊椎・脊髄腫瘍手術のArt

腫瘍凍結免疫を応用した腫瘍脊椎骨全摘術（TES）

名古屋市立大学大学院医学研究科整形外科学　村上　英樹
金沢大学大学院医薬保健学総合研究科整形外科学　出村　諭
金沢大学大学院医薬保健学総合研究科整形外科学　加藤　仁志

Introduction

術前情報

●手術適応
　脊椎の悪性腫瘍（原発性および転移性），aggressiveな良性腫瘍（骨巨細胞腫や症候性血管腫など）が適応となる。
●麻酔
　全身麻酔で行う。
●手術体位
　後方単一アプローチを基本とするので，腹臥位で4点支持フレームを使用し，腹圧を下げる。

ミニ情報
　後方単一アプローチは，開胸しないため手術侵襲を小さくすることができる。また，胸椎レベルで前方にアプローチすると，どうしても壁側胸膜を切開し，術後の浸出液が胸腔内に流入してしまう。しかし，後方単一アプローチで壁側胸膜が温存されれば，術後の胸水は開胸した場合に比べてはるかに少ない。

●術前準備
　腫瘍がどこまで進展しているかをCTとMRIで術前にチェックしておく。術前3日以内に腫瘍塞栓術を施行する。著者らは腫瘍椎体とその尾側の両側4本の分節動脈を塞栓している。

トラブル NEXUS view
　感染予防のため，手術室はなるべく広い部屋を使用する。また，ナースや学生の手術室への出入りは極力少なくする。清潔な器械の準備におけるナースの教育とその監視は重要である。

手術進行

1　皮切と後方の展開
2　椎弓根の切離
3　椎弓と棘突起の一塊とした摘出
4　神経根の切離と硬膜管周囲の処置
5　椎体周囲の剥離
6　スクリュー挿入と片側ロッドでの仮固定
7　椎体の一塊とした摘出
8　ケージの設置と脊柱短縮
9　初期の後療法

コツ&注意 NEXUS view
　C7，L3-5レベルは神経根を温存しなければならないため，後方からの椎体周囲の剥離が困難となる。そこで，前方アプローチも必要となる。また，L2レベルも横隔膜の脚が後方からの椎体剥離の際に邪魔になるため，前方アプローチが必要である。
　これら以外のレベルは基本的に後方単一アプローチでよいが，腫瘍が椎体外に大きく進展し，後方からの椎体周囲の剥離が困難な場合には，あらかじめ前方から椎体腫瘍周囲の剥離を行っておく。

❶術中に丁寧に止血すれば，ほとんど輸血の必要ない手術である。特に硬膜外静脈叢を丁寧に徹底的に止血する。
❷椎体前方の剥離は鏡を挿入することで安全に可能である。前方の椎間板切離にノミを使うことで，脊髄に対して安全で，かつ手術時間が短縮できる。
❸切除した骨を移植骨として再利用することで腸骨からの採骨の必要がなくなり，出血量の減少と手術時間の短縮が図れる。さらに術後の癌免疫増強が期待できる。腸骨から採骨しないため術後採骨部痛はなく，早期のリハビリテーションと社会復帰が可能となる。

手術手技

1 皮切と後方の展開

椎弓根スクリューの挿入を予定している範囲の正中切開を行う．次に肋骨切除のため，切除椎体レベルと隣接する下位椎体レベルの肋骨を壁側胸膜から剥離する．そして，肋骨尖刀で肋骨を計4本，横突起先端から約3cm遠位まで切除する 図1 ．切除した肋骨は移植骨として利用できる．

> **コツ&注意 NEXUS view**
> 腫瘍椎体がT11の場合，第12肋骨は切除する必要がない．通常，第12肋骨はT11-12椎間板の尾側に付着しているためである．

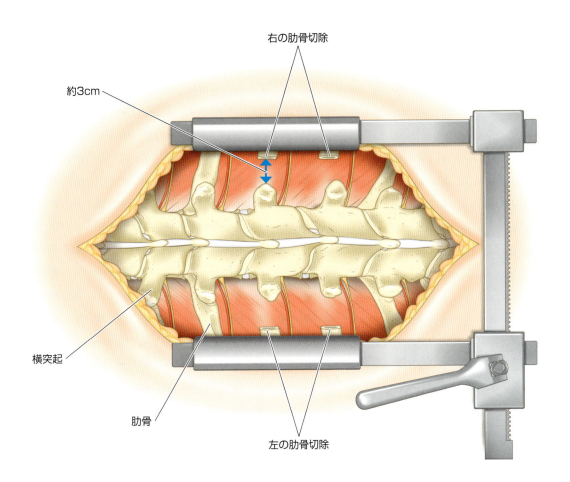

図1 左右の肋骨切除

2 椎弓根の切離

　腫瘍脊椎の上関節突起の上縁が完全にみえるまで，上位椎弓の下関節突起を切除する。この下関節突起も移植骨として利用できる。T-SAWガイドを神経根に沿って頭側から尾側へ椎間孔内に通す。T-SAW（Stryker社）をT-SAWガイドに挿入し 図2a ，T-SAWガイドを抜き出す。

　マニピュレーターを用いて，T-SAWを上関節突起の腹側にくぐらせる。プーリーを用いてT-SAWを外側に押しながら，左右の手で交互にT-SAWを引き，椎弓根を切離する 図2b 。反対側の椎弓根も同様に切離する。

> **コツ&注意 NEXUS view**
> 椎弓根切離の際，プーリーの先にスパチュラを置いてプーリーをスパチュラに強く押し付けて，椎弓根をなるべく腹側で切離するようにする。

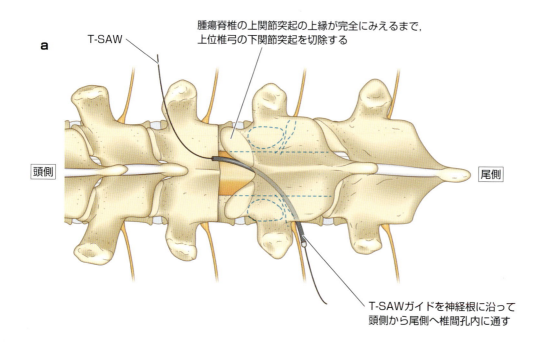

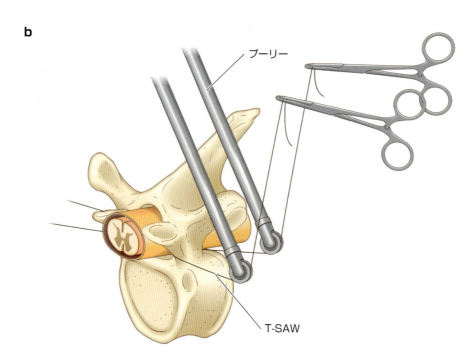

図2 椎弓根の切離
a：T-SAWガイドの椎間孔への挿入
b：T-SAWによる椎弓根の切離

3 椎弓と棘突起の一塊とした摘出

棘突起をつかんで引っ張り上げながら，助手が摘出する椎弓の上関節突起の下にコブを入れて頭側から持ち上げるようにして，椎弓と棘突起を一塊として摘出する図3。

摘出した椎弓と棘突起は後で凍結処理して移植骨として使用する。椎弓根切離面にはボーンワックスを塗った後，椎弓根周囲と神経根周囲の血管（静脈叢）を出血が全くなくなるまでバイポーラで止血する。

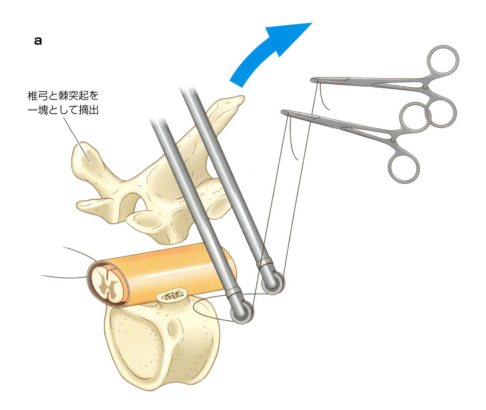

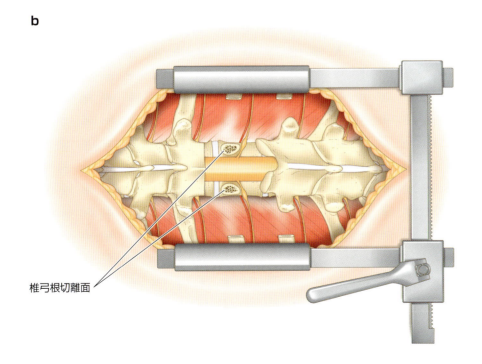

図3 椎弓と棘突起の摘出
a：椎弓と棘突起の切離
b：摘出後

4　神経根の切離と硬膜管周囲の処置

切除予定の腫瘍椎体の尾側の椎間板が完全にみえるまで，下位椎弓の上関節突起を切除する．腫瘍椎体レベルの神経根を非吸収糸で結紮し，その遠位で切離する 図4a ．結紮した糸を引っ張り上げ，神経根を持ち上げながら硬膜の腹側を剥離する．先端の曲がったバイポーラを硬膜管の腹側に挿入し，椎体と椎間板の背側の硬膜外静脈叢を完全に焼灼する 図4b ．

コツ&注意　NEXUS view
椎体後面を焼灼する際には静脈叢を破らないように水をかけながら行う．

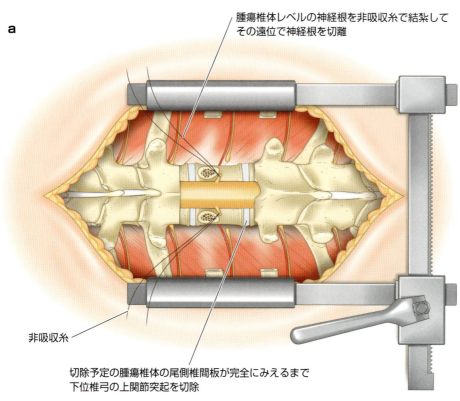

腫瘍椎体レベルの神経根を非吸収糸で結紮してその遠位で神経根を切離

非吸収糸

切除予定の腫瘍椎体の尾側椎間板が完全にみえるまで下位椎弓の上関節突起を切除

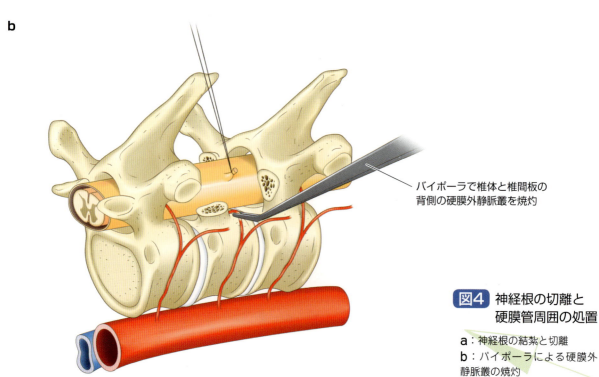

バイポーラで椎体と椎間板の背側の硬膜外静脈叢を焼灼

図4　神経根の切離と硬膜管周囲の処置
a：神経根の結紮と切離
b：バイポーラによる硬膜外静脈叢の焼灼

5 椎体周囲の剥離

　まず，肋骨頭と椎体間の関節包を電気メスで切離し，腫瘍椎体と隣接下位椎体レベルの肋骨頭を切除する。これらの肋骨頭も移植骨として利用できる。分節動静脈を玉ツッペルや指で椎体から剥離し 図5a，分節動静脈を壁側胸膜側につけながら椎体側方から前方へ剥離を進める。

　前方の剥離は，鏡をみて確認しながら慎重に進める 図5b。全周性に剥離が完成したならば，椎体前面に適切な大きさのスパチュラを挿入する。さらに，切離する予定の椎間板を電気メスで少し切離しておく。

> **トラブル NEXUS view**
> 肋骨頭切除の際，壁側胸膜を損傷しないように，切除する肋骨の腹側にガーゼをパッキングしておく。

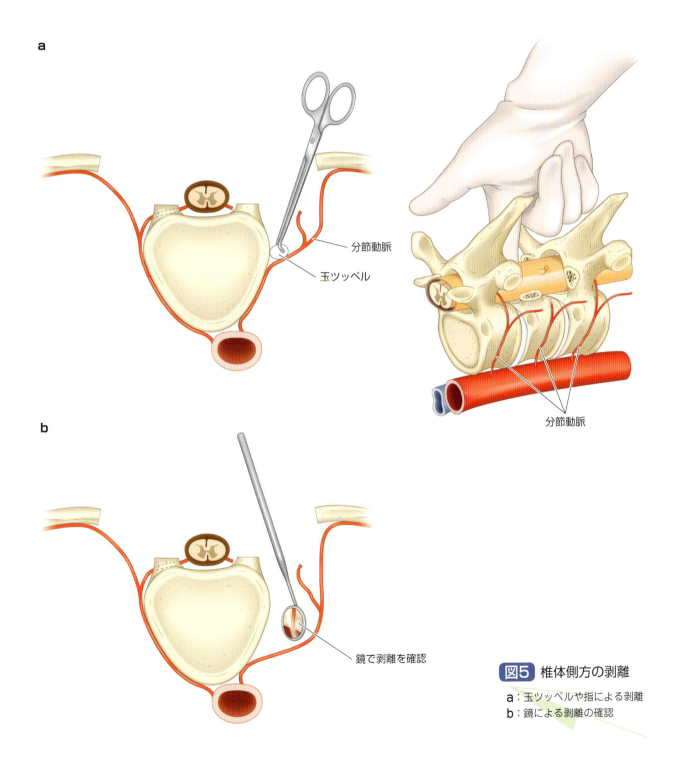

図5 椎体側方の剥離
a：玉ツッペルや指による剥離
b：鏡による剥離の確認

6 スクリュー挿入と片側ロッドでの仮固定

摘出する腫瘍脊椎の頭側2椎体と尾側2椎体に椎弓根スクリューを挿入する．その際に，腫瘍椎体に隣接する上位の脊椎には固定型スクリューを挿入する．他のスクリューは可動型スクリューでよい．腫瘍椎体の摘出を予定している側の反対側にロッドを設置し，仮固定する 図6 。

> **コツ&注意 NEXUS view**
> 両側から椎体側方を剥離した後，最後に片側から指を，反対側からスパチュラを挿入して椎体最前方を剥離し，全周剥離を完成させる．

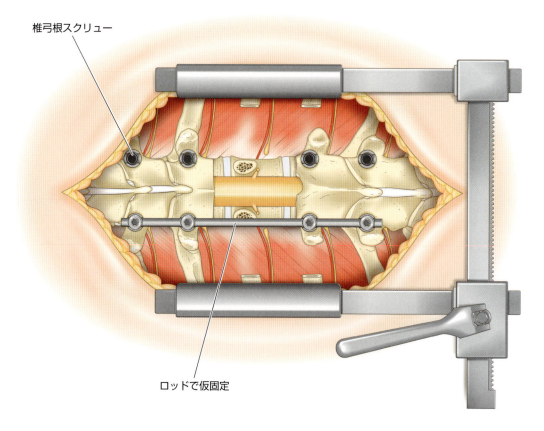

図6 片側ロッドの設置

（椎弓根スクリュー／ロッドで仮固定）

腫瘍凍結免疫を応用した腫瘍脊椎骨全摘術（TES）

7 椎体の一塊としての摘出

あらかじめ電気メスで少し切離しておいた椎間板をL字状のノミで完全に切離する。椎体前面はスパチュラでブロックしながら前縦靱帯まで確実に切離する 図7a 。腫瘍椎体を前側方に落とし込むようにしながら一塊として摘出する 図7b 。

> **トラブル　NEXUS view**
> ノミでの椎間板切離は2～3回に分けて，手前の椎間板線維輪から徐々に反対側に向かって切離していく。椎間板を1回で一気に切ろうとするとノミがスタックしてしまうことがある。また，手前の壁側胸膜や肺実質をノミで損傷しないように保護しなければならない。

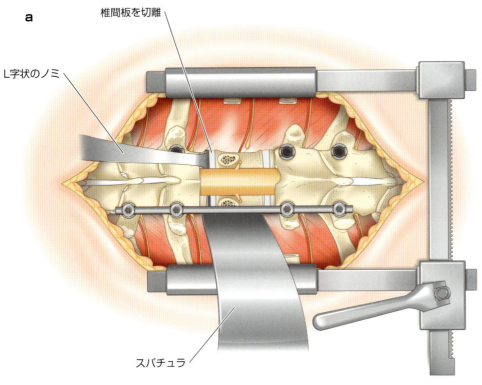

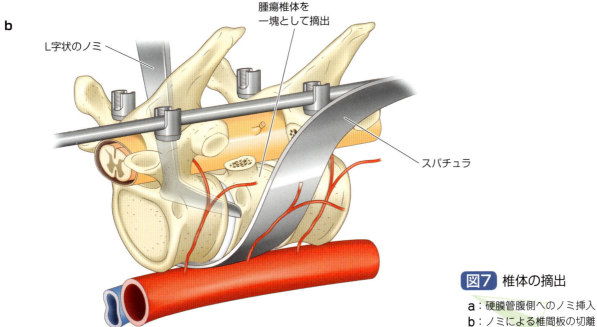

図7 椎体の摘出
a：硬膜管腹側へのノミ挿入
b：ノミによる椎間板の切離

8 ケージの設置と脊柱短縮

摘出した腫瘍椎体の頭尾側の椎体面の椎間板と終板軟骨を掻爬し，ケージを設置するための母床を作製する。ケージの設置前には，腫瘍細胞のコンタミネーションによる再発を予防するため，シスプラチン原液で術野を2分30秒間浸す。なお，術中は常に蒸留水による洗浄を行う。

移植骨を充填したケージを椎体間に挿入する。設置位置は鏡で椎体前縁をみながら確認する。コンプレッサーを用いて，固定型スクリューに圧迫力をかけて脊柱を短縮する 図8a 。ケージがしっかり適切な位置に設置されたことを鏡で確認し，最終確認としてX線像を撮影する。最後に，余った骨をケージの前方と側方に移植する。

> **トラブル NEXUS view**
>
> TESは感染の危険性の非常に高い手術であるため，ポビドンヨード（イソジン）を希釈して洗浄している。100倍希釈でポビドンヨードは最も効果を発揮するため，1,000mLの蒸留水にポビドンヨードを10mL混ぜて術野の洗浄に使用している。
>
> 放射線照射後の症例では，硬膜とくも膜の脆弱性により術後髄液漏の危険性が高いため，硬膜をネオベール®（グンゼ社）とフィブリン糊で全周性に補強しておく。

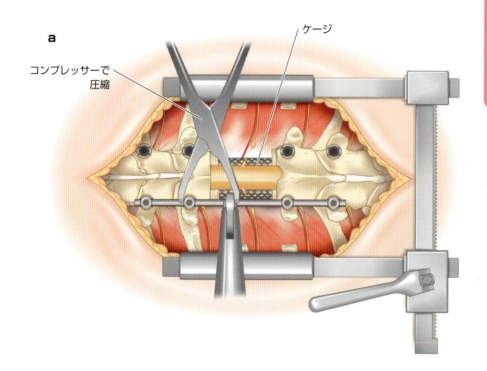

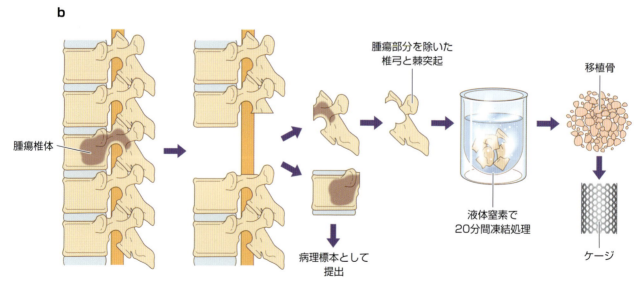

図8 ケージの設置と脊柱短縮
a：コンプレッサーによる脊柱短縮
b：腫瘍椎弓の凍結処理

> **コツ&注意　NEXUS view**
>
> 　ケージは椎体間の長さよりやや短いものを使用する。短いケージの使用は当然，骨癒合に有利である。さらに，脊髄が短縮することにより脊髄血流を増加させることができる。
> 　ケージ内の移植骨は，切除した肋骨，上位の棘突起と下関節突起，腫瘍椎弓を使用する。腫瘍から離れた部位の骨はそのまま使用し，腫瘍の浸潤が疑われる骨は液体窒素で20分間凍結処理して使用する 図8b 。
> 　脊柱を短縮する際には，通常，椎弓根スクリューを少し弛め，コンプレッサーを用いて，頭尾側の椎体間を少し短縮しスクリューを再固定する。この際に，椎体が平行に移動するように圧迫力は必ず固定型スクリューにかける。可動型スクリューに圧迫力をかけてしまうと椎体前方が開いて脊柱のアライメントが変わってしまうためである。

9　初期の後療法

　手術翌日から床上リハビリテーションを開始する。術後5日目前後にドレーンが抜去されたら起立歩行訓練を開始する。術後は硬性コルセットを3カ月使用する。3椎体切除例や放射線照射後の症例など骨癒合の心配な症例は術後半年までコルセットを継続する。

文献

1) Murakami H, Demura S, Kato S, et al. Increase of IL-12 following Reconstruction for Total En Bloc Spondylectomy Using Frozen Autografts Treated with Liquid Nitrogen. PLoS One 2013；8：e64818.
2) Murakami H, Kato S, Demura S, et al. Novel Reconstruction Technique Using a Frozen Tumor-bearing Vertebra From a Total En Bloc Sponydylectomy for Spinal Tumors. Orthopedics 2013；36：605-7.
3) Murakami H, Demura S, Kato S, et al. Systemic antitumor immune response following reconstruction using frozen autografts for total en bloc spondylectomy. Spine J 2014；14：1567-71.
4) Sugita S, Murakami H, Kato S, et al. Disappearance of lung adenocarcinoma after total en bloc spondylectomy using frozen tumor-bearing vertebra for reconstruction. Eur Spine J 2016；25：53-7.
5) Ishii T, Murakami H, Demura S, et al. Invasiveness Reduction of Recent Total En Bloc Spondylectomy：Assessment of the Learning Curve. Asian Spine J 2016；10：522-7.

II. 脊椎・脊髄腫瘍手術のArt

転移性脊椎腫瘍への最小侵襲脊椎安定術（MISt）

関西医科大学医学部整形外科学　齋藤　貴徳

Introduction

　転移性脊椎腫瘍の手術療法は，体内にがん細胞を宿し，それが臓器のバリアを越えて血液中を全身に巡り脊椎に転移した状態であるため，耐えがたい疼痛や四肢の麻痺を改善させるためとはいえ，極力手術による体力の消耗は避ける必要がある。そのため，姑息的な手術が適応される場合には，可能な限り低侵襲な手術が本来望まれている。ここでは，最近急速に進歩してきた転移性脊椎腫瘍に対するMISt手技による手術法を解説する。

術前情報

●転移性腫瘍とMISt

　最小侵襲脊椎安定術（minimally invasive spine stabilization；MISt）による多椎間固定のうち，最も対象疾患として相性がよいのが転移性脊椎腫瘍である。もちろん根治的な治療が可能な例にはTESなどによる全摘出術が行われるが，実際の臨床ではこのような例はまれであり，原発巣のがん種やstageにかかわらず転移がみつかった時点で姑息的な手術を余儀なくされる例が多い。この場合，長期生命予後が見込めないため，これまでも除圧と固定が施行されてきたが，骨移植は乳がんなど予後良好な原発巣からの転移で3年以上の生存が見込まれる例などを除き，ほとんどの例で実施されていない。

　このため，経皮的椎弓根スクリュー（percutaneous pedicle screw；PPS）による固定のみで目的を達しうるし，むしろ担がん患者の手術は手術侵襲によるがんの進行も危惧され，出血量や手術時間低減できるMISt手技はよい適応であるといえる。

●姑息的手術の適応の判断基準

　一般的な適応には，
①鎮痛薬でコントロール困難な耐えがたい疼痛を有する
②安静時は疼痛コントロールが薬物で可能であるが，体位変換や座位，立位時に強い疼痛があり著しくADL障害を有する
③画像上脊椎に腫瘍による不安定性が生じており切迫麻痺の状態にある
④進行性の麻痺が出現している
などがある。

　いずれも生命予後が6カ月以上あることが前提となっているが，手術そのものが担がん患者に侵襲を加えることになるため，手術によって得られるADLの向上と手術侵襲によるがん病態の進行に伴う予後の悪化を天秤に掛ける必要があるためである。

手術進行

1. PPSの挿入法・LICAP法
2. 皮切
3. 中空オウルの挿入
4. 中空プローブの挿入
5. PPSの挿入
6. ロッドの挿入法
7. 除圧操作

ミニ情報

　近年の抗がん薬の発達と手術の低侵襲化により急速に手術適応になる例が増加してきている。最近ではさらに一歩進んで，予防的な手術も検討され始めている。すなわち，従来のように各原発の腫瘍科からの手術依頼を待つのではなく，リエゾンを導入して院内で発生する転移性脊椎腫瘍を整形外科とともに各腫瘍科，放射線科，リハビリテーション科などの関係各科が集まって検討する場を定期的に設け，今後発生すると考えられる脊椎の不安定性を元にした疼痛や麻痺の出現に対し体力のあるうちにMISすなわち最小侵襲で固定術を施行し，外来通院による抗がん薬治療や自宅での質の高い生活を実現しようとする考え方である。
　現時点ではまだどのような原発がんに対しどのような時期に手術をすべきかについてコンセンサスが得られておらず，今後症例を重ねて検討する必要があるが，一歩進んだ転移性腫瘍の治療法として注目されている[1]。当科でもがん拠点病院の指定を受けると同時に各腫瘍科やその治療に関係する各科が集まって定期的に検討会が開催されており，このような各科の連携により今後新たな治療指針が構築されることを期待している。

手術手技

1 PPSの挿入法

　本法のキーポイントであるPPSの挿入法には，施設によりさまざまな方法が選択されている．イメージで2方向を確認しながら挿入するPPS初期からの方法[2]と，O-armなどを使用したナビゲーション下に挿入する方法に大きく分類される．

　前者は確立された方法であるが，術者や助手のX線被ばくが避けられない問題があるのに加え，確認作業に時間がかかるため手術時間の延長が避けられない．後者のナビゲーション下のPPS挿入では，X線被ばくは回避できるが，アンテナを立てたり，機種によってはレジストレーションの時間も余分に必要となることに加え，現状ではまだまだナビゲーション機器を有する施設が限定されているため，どこでも可能な手技までには至っていない．

LICAP法

　著者らはC-armをほとんど使用することなく可能とPPSの挿入法をするため，less imaging cannulated aul and probe（LICAP）法を開発した．

　本法は，元々オープンでの手術ではほとんどの術者がイメージを使用することなくPPSを挿入していることに着想した．新たな中空デバイスを開発し，経皮的にイメージを使用することなくPPSの挿入を可能とした．中空デバイスは中空オウルと中空プローブで，通常使用しているオープン用のオウルとプローブを，形態を改良したうえで中空化し，1.6mmまでのガイドワイヤーが通るように作製した 図1 ．

　このLICAP法は，イメージによるX線被ばくを最小限にできるだけでなく，挿入時間も著しく短縮できる．

　本法の挿入精度を高めるためには神経根モニタリングが有用である．外側逸脱はガイドワイヤーが腹腔方向に抜ける感覚で察知可能であるが，内側逸脱はこれまで察知する方法がなかった．当科での検討によると，神経根モニタリングで電流値が24mA以上の場合には内側逸脱がないことが明らかとなったため，現在ではLICAP法によるPPS挿入時には必ず実施している．

　この方法でのPPSの挿入精度に関しては谷ら[3]が報告している通り，ほぼオープンでの挿入精度と同じであり，イメージを頻回に用いる従来法に劣ることはない．

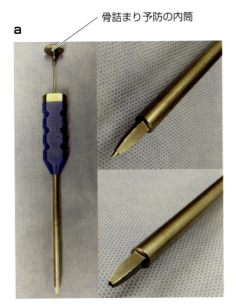
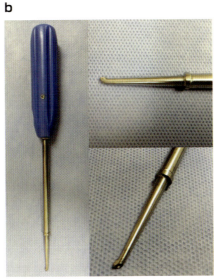

図1 中空デバイスの特徴

a：中空オウル．スクリュー挿入点を作製するためのオウル．中空で内筒がついており，ガイドワイヤーが通るようになっている
b：中空プローブ

2 皮切

中位〜下位胸椎の場合には皮切は2cmとし，T3/S1の範囲で適応している。

多椎間にPPSを挿入する場合には，まず皮切部位にマーキングを行う。腰椎の場合には棘突起から両側3cm外側部（大柄な男性では3.5cm）に線を引く。次にイメージの正側面像で椎弓根の位置を確認し，先ほどマーキングした正中から3cmの部位に引いた線上で，かつ，椎弓根の直上の皮膚上にマーキングし，その点を中心に頭尾側方向に2cmの皮切を加えていく 図2 。下位胸椎の場合には2.5cm外側に，中位から上位胸椎の場合には2cm外側の線上の椎弓根直上にマーキングして行く。

> **コツ&注意　NEXUS view**
>
> 通常，イメージでPPSを挿入する場合には，あらかじめイメージで挿入する椎体の棘突起を正中に捉え，椎体の上下の終板を重ね合わせて正確な正面像を確保したうえで，椎弓根の位置をイメージでみえる通りに円形にマーキングし皮切部位を決定している。しかし，これをすべての固定椎体に実施すると，時間がかかると同時に，術前から多量の放射線を浴びることになる。このため，著者らは側面のみでマーキングしている。

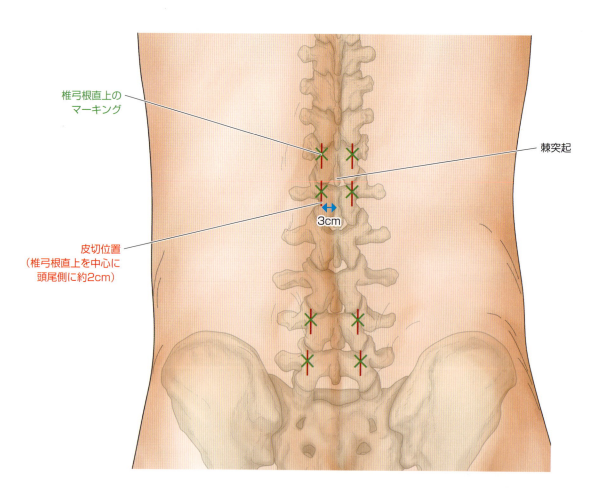

図2 マーキング，皮切

3 中空オウルの挿入

2cmの皮切後,電気メスで筋膜を同様に切開し,フィンガーナビゲーションで横突起に触れ,椎間関節と横突起の変曲点を同定する 図3a 。

横突起の中央で,椎間関節と横突起の変曲点に中空オウルの先端を指先で触れながら当て,助手にハンマーで叩いてもらい約1cmオウルを打ち込む 図3b 。このときの角度は垂直から30°外側に傾け,頭尾側方向は術前に撮影した腹臥位側面像で角度を決定している。

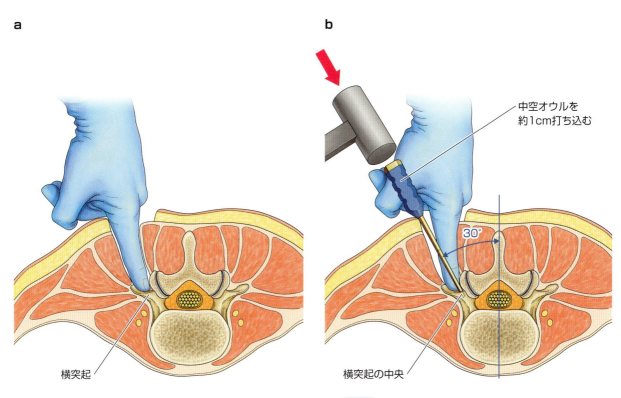

図3 中空オウル挿入点への設置

a:皮切,筋膜切開後,フィンガーナビゲーションで横突起に触れて椎間関節と横突起の変曲点を同定する。
b:横突起の中央で,椎間関節と横突起の変曲点に中空のオウルの先端を指先で触れながら当て,助手にハンマーで叩いてもらい約1cm打ち込む。

4 中空プローブの挿入

　内筒を抜去し，ガイドワイヤーを刺入し，ガイドワイヤーを留置したままでオウルを抜去し，中空プローブに入れ替える 図4a 。至適な挿入点を確保し，オープンと同じようにプローブを設置できる。

　次にオープン手術と同様に手応えでプローブを椎弓根内に挿入しガイドワイヤーをコッヘルや持針器でつかみ，1cmだけプローブの先端から出るようにハンマーで打って進める 図4b 。この操作により，プローブの目詰まりが解消し，ガイドワイヤーを留置したままでプローブを抜去する。椎弓根にスクリューを挿入する空間が確保できたため，タップを使用せずにPPSを挿入でき，タップ操作によるガイドワイヤーの腹腔内穿破の危険が回避し，より安全なPPS挿入が可能となる。

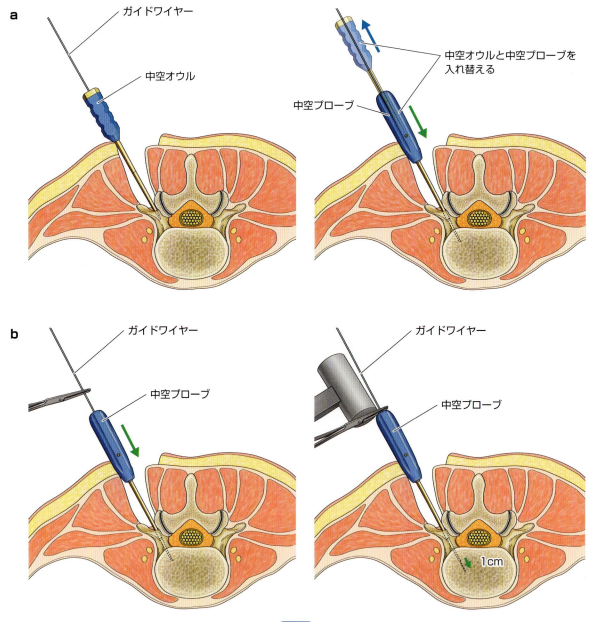

図4 中空プローブの挿入
a：内筒を抜去し，ガイドワイヤーを刺入する。ガイドワイヤーを留置したままでオウルを抜去し，中空プローブに入れ替える。
b：プローブを椎弓根内に挿入しガイドワイヤーをコッヘルや持針器でつかみ，1cmだけプローブの先端から出るようにハンマーで打って進める。

5 PPSの挿入

PPSは転移部の頭側2〜3椎体，尾側2〜3椎体に挿入する 図5 。固定椎間数は転移巣の形態やがん腫の性質に加え，年齢などによる骨質の程度も考慮して決定する。通常，頭側2椎体，尾側2椎体で固定することが多い。

> **コツ&注意 NEXUS view**
>
> 転移性脊椎腫瘍のMIStによる手術は，麻痺を認めないために固定のみを施行する場合と，麻痺の改善を得るため除圧と固定を同時に施行する場合がある。固定のみを施行する場合にはPPSとロッドの挿入で終了するため，短時間に少量の出血で施行可能である。
>
> 一方，除圧と固定を同時に行う場合には，まずは各PPS挿入点に約2cmの皮切を行い above 2-3, below 2-3でPPSを挿入し，比較的除圧に際し邪魔にならない側のみロッドを設置し，局所の安定化を図る。対側も一度ロッドを仮設置し，すぐに挿入できることを確認しておく。これは除圧操作で大量の出血に遭遇したとき，即座に撤退し閉創に移ることを可能にするためである。

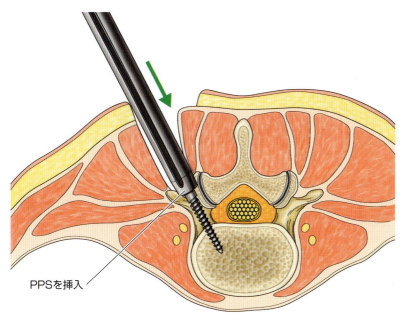

PPSを挿入

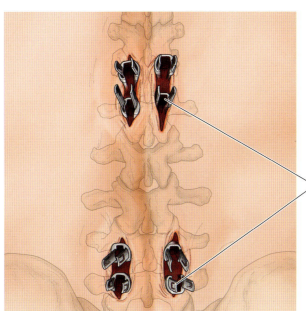

転移部位頭側2〜3椎体と尾側2〜3椎体にPPSを挿入

図5 PPSの挿入

6 ロッドの挿入法

　PPSは通常の椎弓根スクリューにextenderとよばれるスクリューヘッドの延長器を取り付けた形態をしており，皮膚からPPSの挿入点までが直視下にないため，オープンでの椎弓根スクリュー挿入後のようにロッドを直視下にスクリューヘッドに挿入できない。このため，皮膚上に出ているextenderを把持しながらロッドを挿入していく 図6 。

> **コツ&注意　NEXUS view**
>
> 　多椎間になればなるほど，また，前弯から後弯に移行する腰椎と胸椎を跨ぐような固定になるほどロッドの挿入は技術的に難しくなる。ロッドの挿入を容易にするためには可能な限り直線上に並ぶようにPPSを挿入していくことが重要である。
>
> 　ロッドの挿入時に直視できるのはextenderの筒のなかのみであるため，その周囲がよくみえるようにtabタイプのPPSも普及してきている。このtabタイプのPPSは筒状のタイプのものより挿入が容易であるメリットはあるが，脊柱に側弯症などの変形を有するときなどPPSの挿入点が一直線上にないときロッドの挿入操作で強いストレスを加えるとtabが折損することがあり注意を要する。
>
> 　多椎間のPPSにロッドを挿入する際，特に胸腰椎移行部を含んだ場合には，ロッドのbendingが複雑にされており，PPS配列の途中から挿入して反対側に一度出し，出たロッドの先端を把持し直して逆方向に挿入する，いわゆるスイッチバックテクニックを用いなければ，bendingしたロッドの先端が筋膜上に出たまま次のextenderに挿入されることがあり，注意が必要である。

> **トラブル　NEXUS view**
>
> 　筋膜をロッドでスクリューヘッドに押し込み挟み込んでしまうと術後に非常に強い疼痛を訴え，筋膜や筋の壊死をきたすことがある。このように多椎間のPPSは単椎間に比較し，PPSの挿入そのものは，回数が多いだけで時間をかければ特に問題となることはないが，やはりロッドの挿入に経験と技術が必要となる。しかし，固定椎間数が多くなればなるほどオープンの手術と比較し，出血量も顕著に減少し，展開時間がかからず，筋に対する障害も有効に軽減できる。

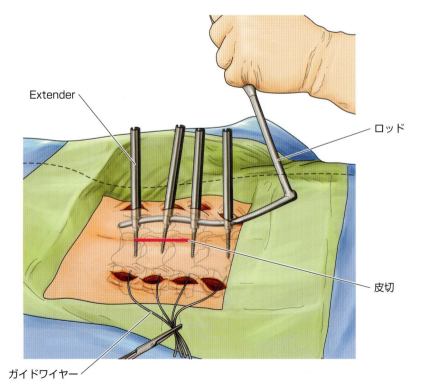

図6 ロッドの挿入

最頭側あるいは最尾側からロッドの先端をextenderで迎えていくように操作しながら1本ずつ挿入していく。

7 除圧操作

　ここまでの操作では測定可能なほどの出血はしない。除圧はオープンによる手術と同様に正中皮切で施行する 図7 。低侵襲手術だからといって除圧範囲が狭くならないように注意してプランニングをする必要がある。

　前方からの腫瘍塊による脊髄の圧迫が認められる場合には出血状態を確認しながら徹底的に切除するか後方除圧のみで終了するかを判断していたが，最近では栄養血管の豊富な例には術前に放射線科で栄養血管の塞栓術を依頼したり，フロシールなど強力な止血薬が登場したため積極的に前方椎体部も腫瘍塊のvolume reductionを狙い，可及的に切除することが多い。

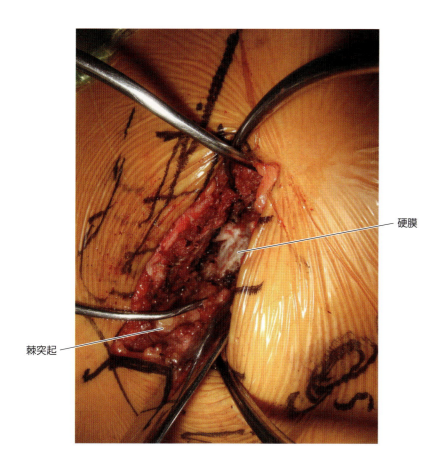

図7 除圧操作

Column

◆転移性脊椎腫瘍における治療の進歩

　転移性脊椎腫瘍の治療分野では，骨転移による病的骨折や麻痺などの骨関連事象（skeletal related event；SRE）は患者のQOLを著しく低下させるため，がん治療の大きな問題となっている。この治療には腫瘍塊による脊髄の圧迫を解除し，脊柱の安定性を回復させることが必要であるが，このためには全身麻酔下に多量の出血を覚悟した緊急の脊椎固定術が必要となっていた。

　一方，近年PPS挿入法の普及に伴い，まずは後方進入椎体間固定術（posterior lumbar interbody fusion；PLIF）の低侵襲化から始まったMISt手技であったが，徐々にその領域を広げ，PPSを利用し化膿性脊椎炎や転移性脊椎腫瘍，外傷に応用されるようになった[2]。これらの分野では，PLIFが経椎間孔的腰椎椎体間固定術（transforaminal lumbar interbody fusion；TLIF）になったように，単に既存の手術法を低侵襲化したにとどまらず，PPSを応用した新しい手術手技を開発して行くことになった。

　転移性脊椎腫瘍もこのPPSの導入により，オープン手術に比べ小皮切であるだけでなく，出血量も少なく，手術時間も短いため離床が早く，手術で大きく体力を失う心配がなくなった。最近の転移性脊椎腫瘍に対する手術はこのMIStの導入により，術後の回復が早く，早期に原疾患の治療に戻れるため手術適応の再考がなされつつある。徳橋ら[4]は2椎体以上の多椎体転移例や予後が6カ月未満の場合には姑息的手術が望ましいと述べている。

　生命予後予測に関してはこの徳橋スコアを初め冨田分類，片桐スコアなどがあるが[4～6]，手術適応を考える際，非常に参考となる。しかし，原発巣が針生検術を行っても不明あるいは未治療のことも多く，ほとんどの例で麻痺が出現してから来院あるいは紹介があるため緊急に対処する必要があり，転移巣が1椎体のみであっても実際には姑息的手術となることが多い。原発がんの予後が6カ月以内と判断された場合，手術で体力が消耗することが及ぼすがん進展への影響を考えるとき，麻痺を目の前にしても手術適応に悩むことも多い。しかし，今回解説したようなMISt手技を用い始めると，体力的な問題が最小限でクリアできるため，より積極的に手術に臨めるようになった[7]。

◆今後の展望

　実際，最近の例ではがん治療学の発達により腫瘍科の予後判定よりも術後に長期生存する例が増えている。抗がん薬などの発達によるものか，あるいは手術の低侵襲化による体力の維持によるものかは明らかではないが，この両者の発達が大きく関与していることは疑いようがない。このような現状に直面し，近年転移性脊椎腫瘍の手術適応が再考されつつある。すなわち，MIStの導入とともに，麻痺を生じてから対応するのではなく，麻痺を生じるリスクが高い例や疼痛の強い例に，PPSによる固定術のみを行い，自宅で過ごせるようにADLを向上させておいて化学療法や放射線治療をがん治療の専門家に任せて実施する方向への転換を考慮する時期にきていると考える。

　しかし，このためには転移の早期発見が不可欠で，中西ら[1]も報告しているように各原発巣の科と整形外科が連携を取り，全病院を挙げての組織づくりが必要である。今後は疼痛が出現した時点で，麻痺が出現する前に，MISt手技でのPPSを用いた後方固定を行い，疼痛の除去とともに麻痺の出現を回避するために，原発がんの専門科で放射線治療や化学療法を行う流れが考えられる。これにより，患者本人は疼痛を感じることなく，残った時間を自宅で過ごすことが可能となる大きな利点が生じる。

　また，整形外科も長期に転移性脊椎腫瘍の患者を抱えることなく，早期の手術で専門科へ戻し，安心してその科で治療を実施してもらえる環境を作ることができる。このためには先述したように病院全体が一体となって転移性脊椎腫瘍患者を扱う組織作りが必須であり，今後は，がん拠点病院を中心に普及していくものと考える。将来的にはこのPPSを用いた転移がんに対するMISt手術は手術適応や予後において新たな治療基準を創造し，治療のパラダイムシフトを生じさせる原動力になると考えている。

◆まとめ

　脊椎手術の低侵襲化は，従来法と同等かそれ以上の成績を得ることが前提であることはいうまでもない。しかし，転移性脊椎腫瘍の姑息的手術は，MISt手技を用いてもまったく従来と同様の結果が得られると考えられることより，最もよい適応であるといえる。体力的に厳しい担がん患者が対象であるこの分野の手術を受ける患者にとって，MISt手術は低侵襲により原疾患の手術による悪化を最小限にとどめるという大きなメリットがある。このMISt手術により今後この分野でも新たな治療体系が作成される可能性が考えられており，手術手技の工夫や新たな手術器具の開発などに，一層の努力をしたいと考えている。

文献

1) 中西一夫, 長谷川　徹, 田中雅人. 転移性脊椎腫瘍に対する最小侵襲脊椎安定術（Minimally invasive spine stabilization：MISt）の応用. J MIOS 2013；68：61-7.
2) 篠原　光, 曽雌　茂, 井上　雄, ほか. 多椎間に施行した最小侵襲脊椎制動固定術（MISt）の治療経験. J Spine Res 2012；3：1158-63.
3) 谷　陽一, 齋藤貴徳. PPS（経皮的椎弓根スクリュー）手技における術中モニタリング. 整形最小侵襲術誌 2018；89：33-8.
4) Tokuhashi Y, Matsuzaki H, Oda H, et al. A revised scoring system for preoperative evaluation of metastatic spine tumor prognosis. Spine（Phila Pa 1976）2005；30：2186-91.
5) 富田勝郎, 川原範夫, 土屋弘行, ほか. 転移性脊椎腫瘍の手術治療方針. 日脊会誌 1995；6：25-33.
6) 片桐浩久, 高橋　満, 高木辰哉. 転移性骨腫瘍に対する治療体系－原発巣検索手順と予後予測に対する戦略－. 関節外科 2003；22：46-54.
7) 篠原　光, 曽雌　茂, 井上　雄, ほか. 転移性脊椎腫瘍に対する最小侵襲脊椎制動固定術（MISt）の治療経験. 東日本整災会誌 2012；24：136-41.

内視鏡FED手術のArt

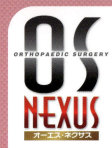

III. 内視鏡FED手術のArt
腰椎椎間孔狭窄開放術（FELF）

水野記念病院整形外科　浦山　茂樹
はなクリニック　野口　哲夫
白石整形外科　河村　秀仁

Introduction

腰椎部で脊髄硬膜から分岐する神経は後根神経節までは神経根とよばれ，後根神経節より遠位では神経上膜を有する脊髄神経となる。後根神経節は多くの場合椎間孔内にあるが[1]，全脊椎内視鏡では後根神経節を術中に特定することは困難なので，ここでは神経根管[1]を通る神経根と脊髄神経を合わせて腰神経として一括して記載する。

術前情報

●診察
問診

腰椎椎間孔狭窄症は一側下肢の疼痛を主訴とすることが多く，急性期には激痛となり，坐位時のみならず臥床時にも放散痛としての下肢痛を訴え，ヘルニアの急性期の症状と類似する。一方，慢性期になると救急車で搬送されるほどの激痛を訴えることは少なく，むしろ歩行により次第に増強する片側の下肢痛による間欠跛行のみとなり，脊柱管狭窄症の神経根型と似るようになる[2]。

問診では痛みが放散する部位を詳細に尋ねる。大腿神経に沿っているか，坐骨神経に沿っているか，さらに下肢のどの神経の支配領域に沿って痛みやしびれ感があるかを聴取し，概ねの障害神経を推定する。

理学所見

理学検査では下肢痛の誘発テストを行う。後屈時下肢痛の再現やKemp徴候陽性のほかに，SLRテストも陽性になりやすいが，ヘルニアのように30°以下の強陽性となることは少ない[2]。また，腰神経の支配領域ごとの神経症状を詳しく診察し，予測した障害神経の部位と一致するかどうか確認することがきわめて重要である。

以上の診察結果が画像所見と一致すると診断が確定するが，脊柱管内の病変や下肢血流障害による間欠跛行を鑑別する必要がある。

手術進行

1. 皮膚刺入点および進入法
2. 後方除圧
   ・上関節突起外腹側や先端および黄色靱帯の切除
3. 頭側除圧
   ・椎弓根下端の骨切除
4. 前方除圧
   ・椎体下縁後側方の骨棘および膨隆椎間板の切除
5. 閉創
6. 後療法

画像診断

画像はMRIのみでなくCTを撮像し，脊柱管内とともに椎間孔部も三次元で観察する図1。さらに，詳しく観るために神経根造影や椎間板造影を併用する。MRIでは脊柱管内のみでなく神経根に沿って撮像した冠状断像（half coronal像）[3]で椎間孔部も観察し，神経根や脊髄神経の横走化や絞扼および後根神経節の不明瞭化などに注目する図2[4]。

腰椎変性疾患に伴う多椎間病変を有する椎間孔狭窄において，主病変部位を決定する場合には神経根ブロックが有用で，神経根穿刺時の下肢痛再現と局所麻酔による下肢痛の消失という劇的な変化から障害腰神経を決定する。その後に引き続いて行う神経根造影と三次元再構築CT像により，神経絞扼部位をピンポイントに決定する図3[5,6]。MRIと同様に神経根管に沿った冠状断像が有効なことが多く[7]，特に神経絞扼部位は椎間孔の出口部に多いと報告されているので[2,4]，この部位を注意して観察する。

椎間板ヘルニアを伴うときには，椎間板造影とともに椎間板ブロック（1%塩酸メピバカイン2mLを椎間板内に注入）を行い，麻酔薬により下肢痛の軽減が得られるとともに，その後に行うCT像によりヘルニアの移動部位を詳細に知ることができる[8,9]。

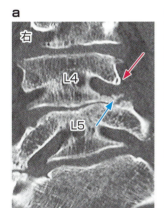 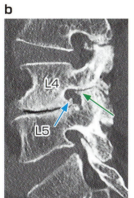 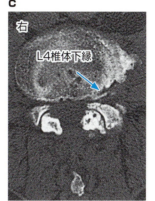

図1 術前のL4/5椎間孔狭窄の三次元再構築CT像

後方すべりしたL4椎体の下縁（a, b, c青矢印）とL5上関節突起の先端（b緑矢印）に骨棘がみられ，これらとL4椎弓根下端（a赤矢印）との間でL4腰神経の全周型絞扼が予想される。

a：椎間孔部の冠状断像
b：左L4/5椎間孔の矢状断像
c：L4椎体下縁の横断像

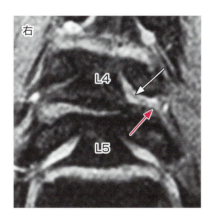

図2 図1症例の三次元MRI像：左L4神経根に沿った冠状断像

L4腰神経（白矢印）の横走化と後根神経節の不明瞭化および椎間孔出口部での絞扼（赤矢印）がみられる。

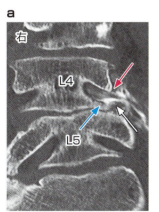 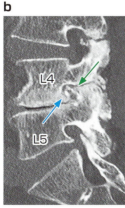 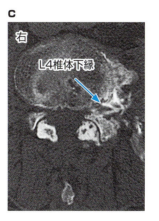

図3 図1症例の左L4神経根造影後の三次元再構築CT像

全周型絞扼と診断される。

a：椎間孔部の冠状断像。L4椎弓根下端の外側（赤矢印）とL4椎体下縁の骨棘（青矢印）およびL4/5椎間板膨隆（白矢印）との間で上下型絞扼がみられる。
b：左L4/5椎間孔の矢状断像。L4椎体下縁の骨棘（青矢印）とL5上関節突起先端の骨棘（緑矢印）の間で前後型絞扼がみられる。
c：L4椎体下縁の横断像

●手術療法

　手術療法は絞扼からの障害神経の解放である。椎体間固定術による椎間孔の拡大と安定化という方法もあるが[10]，それよりも顕微鏡[11]や管腔内内視鏡[12]などを用いて椎間孔部の除圧を低侵襲で行うとともに椎間の可動性を温存する方法が優先して考慮されてきた[10]。

　椎間孔部狭窄は神経根の後方から肥厚した上関節突起や黄色靱帯，頭側からは椎弓根，前下方から椎体骨棘を伴った膨隆椎間板やヘルニアなどにより3方向から複雑に圧迫を受ける[2]ので，病態に応じた除圧術が適切である。

　それとともに高齢者に生じやすい椎間孔狭窄[10]に対しては，身体に対する侵襲が少ないことが身体機能を保持するうえで重要である。そのためにも腰背筋に対して侵襲が少なく，ピンポイントで神経除圧を行える全脊椎内視鏡を用いた腰椎椎間孔狭窄開放術（full-endoscopic lumbar foraminoplasty；FELF）は，椎間孔狭窄に対し第一選択になりうる低侵襲で有効な除圧手術法と思われる。

　本稿では，以上の観点に基づき，腰椎変性側弯症に伴うL4/5椎間孔出口部の狭窄によるL4腰神経の全周性狭窄 図1 〜 図3 に対し，全脊椎内視鏡を用いた腰神経の全周性除圧術を中心にFELFの手術手技について詳述する。

術前準備

麻酔

　硬膜外麻酔（障害椎間孔から2椎間頭側に0.5%ロピバカイン塩酸塩水和物5mLを注入）を行う。最初の麻酔の効果度を皮膚消毒時の冷感と皮下麻酔時の疼痛感覚により判断し，局所麻酔（皮下と椎間関節および椎間板周囲に1%塩酸リドカイン10〜20mL）を追加する[9]。さらに鎮静のために，デクスメデトミジン塩酸塩0.2〜0.7μg/kg/時を持続点滴し，患者が神経からの刺激症状や疼痛を自覚できる程度の麻酔深度にする。麻酔医による持続硬膜外麻酔（0.5%塩酸メピバカイン4〜5mL/h）を行うと疼痛をよりよくコントロールでき，しかも術者は手術に集中しやすい。

手術体位 図4

　腹臥位で正側の透視が可能な4点支持フレームを使用する。正面透視が病巣椎間板に平行になるように体位と手術台の傾きを調節し，手術操作をなるべく2次元になるようにする[13〜16]。側弯のため椎体が回旋しているときも，棘突起が椎体の正中になるようにする。

使用器具 図5 [16]

　本手術は皮切8mmで手術を行うので，特殊な手術器具が必要である。特にスコープは高価にもかかわらず脆弱なので，常にカニューラのなかに入れ損傷しないように注意して扱わなければならない。

　出血すると手術の継続が困難になるので，bipolar coagulatorは大切な手術器具である。ドリルは出沢明医師（向ヶ丘PEDスポーツクリニック，川崎市）により開発された全脊椎内視鏡専用のものである。先端の直径が2〜3.5mmまであり，骨切除を有する本手術では必須で，その操作には習熟しておく必要がある。

椎間板造影

　18G超音波対応穿刺針を用いて経椎間孔法で上関節突起の外腹側を滑らすようにして刺入し，上関節突起と下位椎体上縁と腰神経の間で形成されるsafety triangle zone（図7b 参照）[16,17]内の椎間板を穿刺する。その後，イオヘキソール240とインジゴカルミンとの等量混合液を椎間板内に注入し，椎間板の位置を透視および鏡視で容易にわかるようにする[14]。

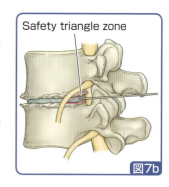

図7b

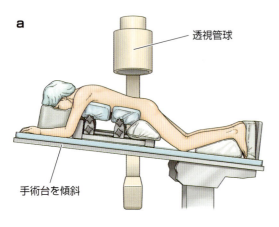

図4 手術体位
a：腰椎の前弯を少なくするとともに手術台を傾斜させる。
b：床面に垂直に設置した正面透視が椎間板と平行になるようにする。棘突起が椎体の正中になるようにする。

腰椎椎間孔狭窄開放術（FELF）

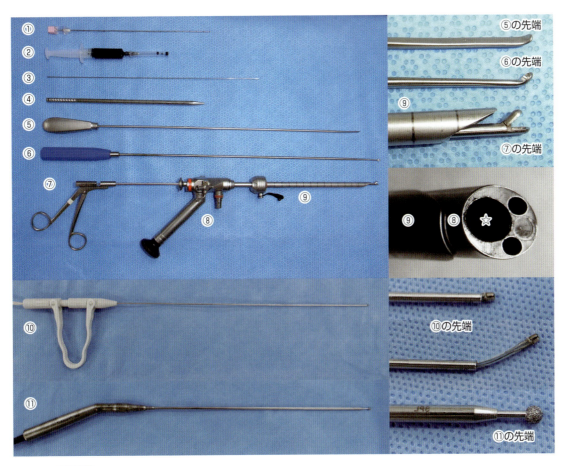

図5 主な使用器具

①：18G超音波対応穿刺針（ハナコメディカル社）。長さ200mm
②：イオヘキソール240とインジゴカルミンの等量混合液
③：径1mmのガイドワイヤー（K-wire）
④：ダイレーター［Dilation sleeve（28163 FHI），KARL STORZ社］。外径6.5mm，長さ220mm。ガイドワイヤーに沿って，椎間孔内に挿入する。ガイドワイヤーを通す孔が2つある。
⑤：ヘラ［Dissector（28163 FDW）KARL STORZ社］。先端45°，径2.6mm。
⑥：鋭匙（S27440347T0003，田中医科器械社）。先端40°，径2.8mm。
⑦：鉗子類（S06933630F0001，田中医科器械社）。径3mmで軟部組織やヘルニアを摘出するときに使用する。もしくはMicro Punches（89240.1023，Richard Wolf社，径3mmのバスケットパンチ）で，軟部を切離するときに使用する。
⑧：スコープ［Telescope（28163 BFA，KARL STORZ社）］。上方25°の斜視鏡を有し，直径6.6mm，長さ180mm，working channel（☆）は径3.6mmで，偏心の位置にあり，直径3.5mmまでのドリルや鉗子類が挿入可能である。
⑨：カニューラ［Operating sheath（28163 FWO），KARL Storz社］。外径7.5mm，内径6.8mm，長さ170mmで，先端が45°にカットされている（右上）。ダイレーターに沿って椎間孔内に挿入し，ダイレーターを抜去した後スコープを挿入する外套管である。外径が7.5mmなので椎間孔のなかで操作しやすい。
⑩：ラジオ波bipolar coagulator［Trigger-Flex®Bipolar System（DTF-40），elliquence international社］。外径2.4mm，長さ400mmで，ヘモ凝固とターボ凝固の2種類の出力モードを搭載している。低温凝固が可能で神経周囲や骨などすべての組織の止血凝固に用いる。把持ハンドルを強く握ると，先端の電極が弯曲しながら出てくるので，移動したヘルニアを掻き出すときに，プローブとしても使用できる。
⑪：ダイヤモンドハイスピードドリル（ナカニシ社）。径2.0mm，2.5mm，3.0mmおよび3.5mmの4種類のドリル先があり，骨切除するときに使用する。径3.5mmのものが頻用される。

❶病変部をピンポイントで診断し，病態に応じた適切な手術法で除圧する。
❷全周性除圧術では，後方除圧から開始し，腰神経の背側や頭側に余裕空間を作製してから，神経に触れる前方除圧を行う。
❸後方や頭側のみの除圧，もしくは前方のみの除圧でも有効なことが多いので，症例ごとに十分検討する。

手術手技

全脊椎内視鏡を用いて腰神経を椎間孔外から椎間孔内に向かって俯瞰して観察すると 図6 のようになり，進入路を外背側からみた腰神経と椎間板，上関節突起および椎弓根の位置関係を示す。

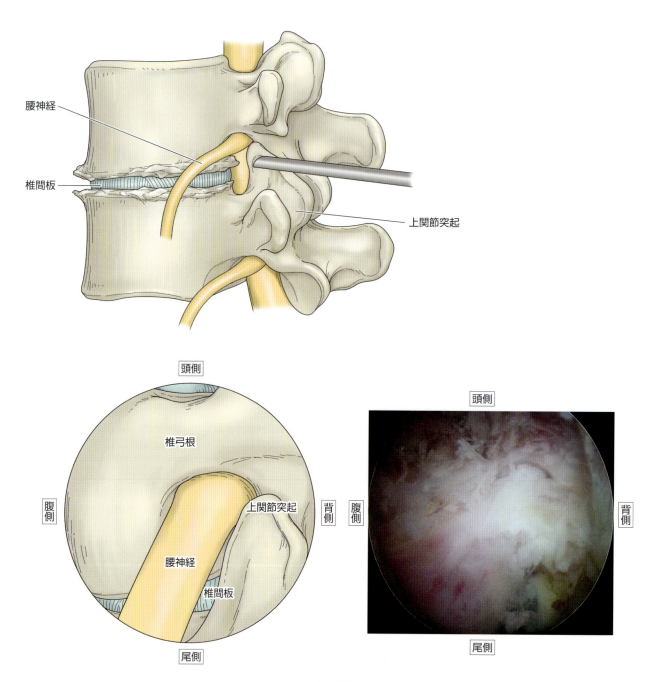

図6 椎間孔外から椎間孔出口部を俯瞰してみた鏡視像
腰神経と椎間板，上関節突起，椎弓根の位置関係がわかる。

腰椎椎間孔狭窄開放術（FELF）

1 皮膚刺入点および進入法

透視を用いて病巣椎間板の正中から7〜9cm外側から刺入する後側方進入法を用いる[9,16]。

椎間板造影で使用した18G超音波対応穿刺針を利用して径1mmのガイドワイヤーを椎間板内に刺入する。このガイドに沿って，ダイレーター，カニューラ，続いてスコープを挿入し，椎間板周囲を観察する[9,16]。

この部位では腰神経は上位椎体下縁の骨棘の頭側を走行するが，椎間板の狭小化や楔状化がある 図7a と尾側に移動しており，safety triangle zoneが狭くなっている 図7b ことがあるので注意して一連の動作を行う。

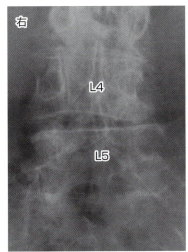
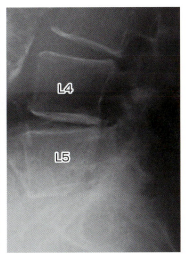
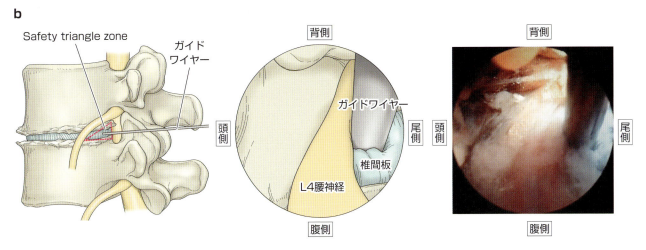

図7 左L4/5椎間板が楔状狭小化した症例の safety triangle zoneにおける椎間板刺入部

a：術前単純X線像
b：L4腰神経が尾側に移動しているためにsafety triangle zoneが狭小化している。そのため，径1mmのガイドワイヤーがL4腰神経に接触している。

2 後方除圧

神経根の背側に空間的な余裕を形成するために，上関節突起外腹側を骨切除するforaminoplastyを行う[9,16,17]。前後型狭窄では上関節突起を最内側まで十分に骨切除するようにすれば腰神経の除圧が得られることが多い[10]。

椎間板周囲を観察した後にカニューラを椎間板から離すようにしてゆっくり引き抜くと，背側に上関節突起の外腹側部が現れる。これを脊柱管近傍まで黄色靱帯を含めて切除する 図8a 。腰神経は椎間孔内では椎間板の頭側を走行するので，透視を参考にして 図8b ，椎間板より頭側の上関節突起の腹側を骨切除すると神経の背側に余裕空間が形成される 図8c 。切除幅は2～3mmで十分である。

> **コツ&注意 NEXUS view**
> 黄色靱帯の内側には神経根があるので，黄色靱帯を切除するときには，スコープを近接させ拡大視しながら，バスケットパンチを用いて少しずつ慎重に切除する。

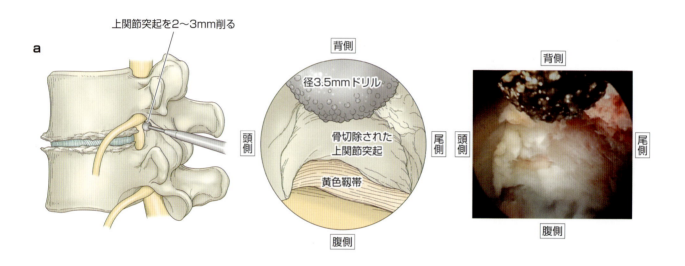

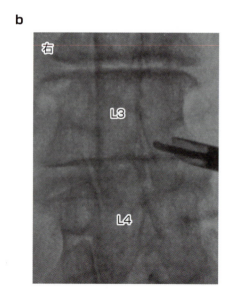
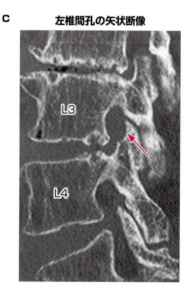
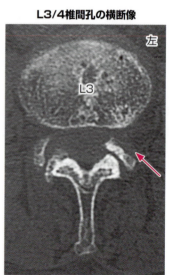

図8 上関節突起外腹側の骨切除

a：径3.5mmのドリルを用いて，付着する黄色靱帯を含め脊柱管近傍まで上関節突起外腹側を骨切除する。
b：術中正面透視像
c：L3後方すべり症に伴う前後型椎間孔狭窄に対し，上関節突起外腹側を骨切除した後のCT像。椎間板より頭側の椎間孔内でL4上関節突起外腹側が骨切除されている（矢印）[8]。

腰椎椎間孔狭窄開放術（FELF）

上関節突起先端の骨棘が神経圧迫因子であれば，これも切除する 図9 。

> **コツ&注意　NEXUS view**
>
> 椎間孔狭窄ではヘルニアの症例より骨組織だけでなく軟部組織も増生しているので，上関節突起を確認しにくい．ヘラで触知し，透視で確認した後に適切な部位を骨切除する．
> 椎間板内進入のためのforaminoplasty[9,17]と異なり，椎間孔狭窄の開放のためには椎間板より頭側で上関節突起の腹側を骨切除する．

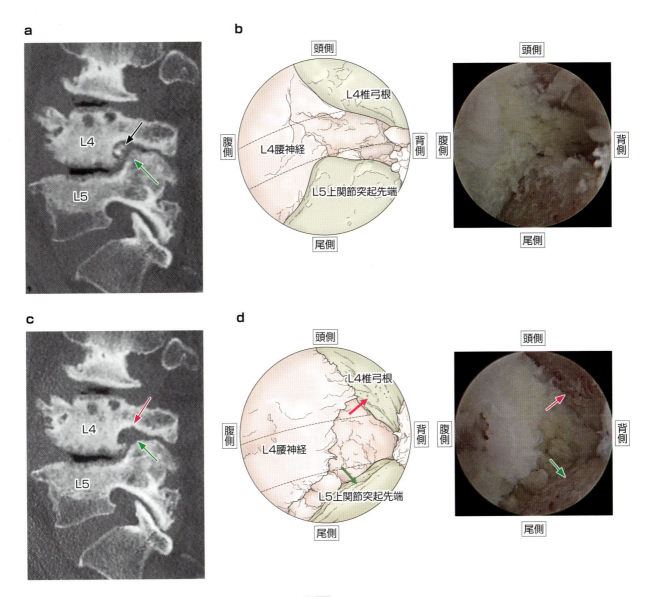

図9　L4椎体下縁とL5上関節突起間の前後型絞扼

a：L4神経根造影後三次元再構築CT像．左椎間孔内矢状断像．後方すべりしたL4椎体下縁と骨増殖したL5上関節突起の間で前後型絞扼がみられる．
黒矢印：L4腰神経
緑矢印：L5上関節突起
b：L5上関節突起先端部の鏡視像．頭側にはL4椎弓根がみえる．
c：L4/5椎間孔狭窄開放術後三次元再構築CT像．左椎間孔内矢状断像．L5上関節突起の先端（緑矢印）と椎弓根下端（赤矢印）が骨切除されている．
d：L4/5椎間孔前後型狭窄に対し後方除圧した．

後方すべりによる前後型の椎間孔狭窄部に生じた外側型ヘルニアに対する上関節突起先端の骨切除[8,9,16)]

後方すべりによる前後型の椎間孔狭窄では，不安定性が存在しても後方除圧の適応がある。この際には，上位椎体後側方の骨棘より頭側で上関節突起を骨切除すると不安定性は増強しない 図10 [8,9)]。

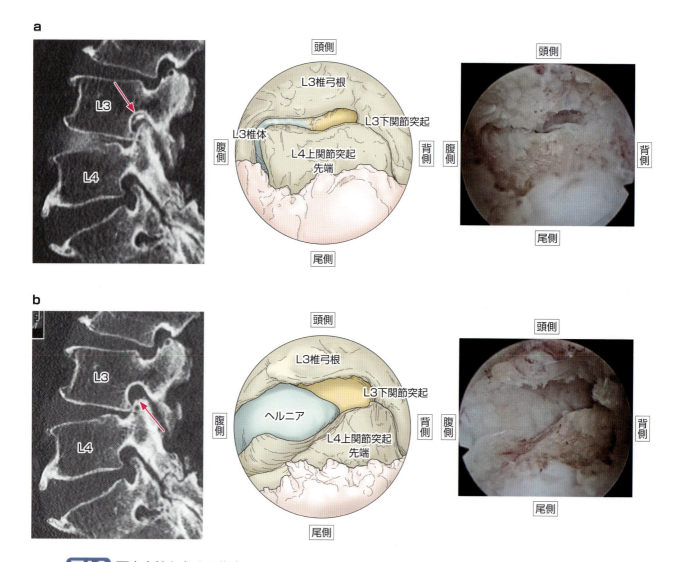

図10 不安定性を有する後方すべりによる前後型の椎間孔狭窄内に頭側移動した外側型ヘルニア[8,9)]

不安定性を有するL3後方すべりに伴う椎間孔狭窄部内に頭側移動した外側型ヘルニアに対して，L4上関節突起先端の骨切除を行う。

a：L4上関節突起骨切除前。術前L3神経根造影後CT矢状断像と術中鏡視像。L3神経根は上関節突起の先端と椎弓根の間で絞扼されている（矢印）。
b：術後CT矢状断像と術中鏡視像。L3椎体下縁後側方の骨棘より頭側で上関節突起先端を骨切除すると（矢印），腹側にヘルニアが現れた。神経根はヘルニアの腹側頭側にみられた。

3 頭側除圧

　上関節突起の先端を骨切除した後に，腰神経の頭側にあたる椎弓根の下端を骨切除する（図9参照）。

　椎弓根の外側部のみならず内側部まで骨切除するときには，カニューラを背側に引き抜くようにして移動し，透視下に横突起基部から連続する椎弓根の外背側にドリルを正確にセットする図11a，図11b。顕微鏡[11]や管腔内内視鏡法[12]と異なり，横突起は腰神経の圧迫に関与していなければ処置する必要はない[13,14]。

　正面透視を参考にして椎弓根を外背側から内腹側まで腰神経の頭側を骨切除する図11c。骨切除が終了すると椎弓根と腰神経の間にヘラを入れ，腰神経の可動性をチェックする。

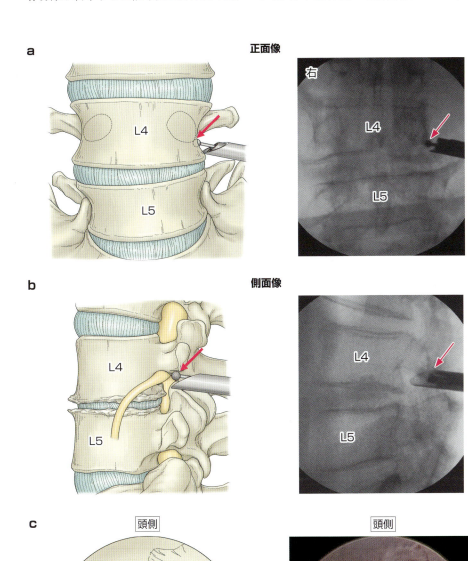

図11 図1症例の頭側除圧

a，b：L4椎弓根下端骨切除前の術中透視像。矢印はL4椎弓根下端の骨切除を開始する部位。

c：L4椎弓根下端骨切除後の術中鏡視像。L4腰神経と椎弓根との間には軟部組織は少ない。L4椎弓根下端を内側まで骨切除すると，尾側にL4腰神経が観察されるようになる。

> **コツ&注意 NEXUS view**
>
> 椎弓根下端の骨切除を開始するときにはカニューラ先端を椎弓根の下端に引っ掛けるようにすると，カニューラが安定し骨切除しやすい．
> 椎弓根下端の内側は腰神経と接しているので，スコープを近接させ，拡大視しながら細いドリルやケリソン破骨鉗子を用いて慎重に骨切除する 図12 。

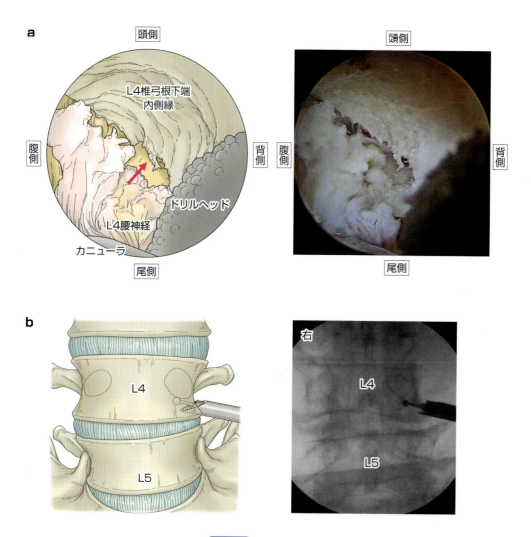

図12 L4椎弓根下端内側縁の骨切除

椎弓根下端の内側縁を骨切除するときは，スコープを内側縁に近づけ拡大視して少しずつ行う．骨切除を進めると椎弓根下端内側縁と神経周囲組織の間に間隙が生じるようになる（a赤矢印）．この間隙をヘラで確認し，盛り上がってくる神経周囲組織をカニューラで軽く排除しながら，径2〜3mmの細いドリルや小さいケリソン破骨鉗子で内側縁を骨切除する．骨切除中は患者の疼痛反応には十分に気を配る．
a：術中鏡視像
b：術中正面透視像

腰椎椎間孔狭窄開放術（FELF）

4 前方除圧

前下方から腰神経を圧迫する椎間板膨隆を伴った椎体下縁後側方の骨棘を切除する。

> **コツ&注意 NEXUS view**
> 前方除圧の前に，患者にはこれから神経に触れることを伝え，疼痛反応には十分注意する。

椎体下縁後側方の骨棘切除術

椎間孔内では骨棘の頭側を走行する腰神経は，先に行った後方および頭側の除圧術により頭背側に移動しやすくなっている。そこで最初にヘラを腰神経と骨棘の間に挿入し，神経を剝離しながら 図13a，ヘラと骨棘の間にカニューラを挿入する。次に腰神経をカニューラで保護しながら骨棘をドリルで切除する 図13b，図13c。

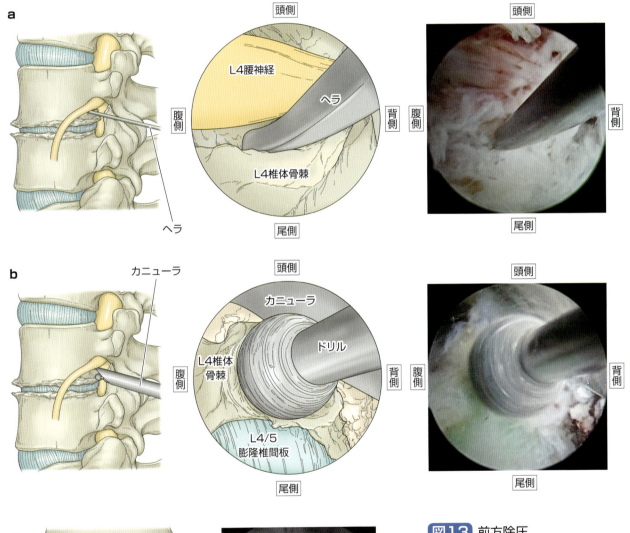

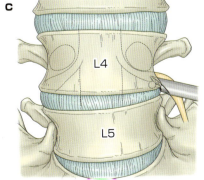 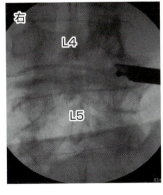

図13 前方除圧

a：L4椎体下縁の骨棘からL4腰神経を剝離する。L4腰神経とL4椎体下縁の骨棘の間にヘラを挿入して，その間を剝離しながら神経の可動性をみる。

b：L4椎体下縁の骨棘切除。腰神経を頭側に排除しているヘラと骨棘の間にカニューラを挿入してからヘラを抜去する。腰神経をカニューラで保護しながらドリルで骨棘を切除する[13,16]。

c：術中正面透視像

77

膨隆している椎間板も摘出し，椎体と同じ高さになるまで骨棘を切除する 図14[13]。椎体側壁に沿った椎間孔外に向かう前後方向への骨棘の適切な切除量は，術中には確認しにくいので多めに骨切除しやすいが，術前の計画に従い，側面透視を参考にしながら骨切除を行う。椎体中央付近まで骨切除することが多く，除圧が終了すると腰神経は切除した骨棘の上に移動してくる[13,14]。

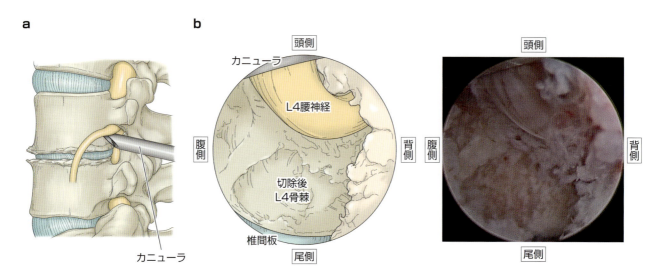

図14 図1症例の前方除圧後

L4椎体下縁骨棘切除後にL4腰神経をカニューラで頭側に排除している。椎体と同じ高さになるように骨棘を切除する。腰神経はカニューラにより頭側に容易に移動でき，可動性は良好である。また，カニューラの排除を中止すると神経は切除した骨棘の背側に移動してくる。

図15に 図1 症例の椎間孔内全周除圧術を行った直後のCT像を示す。

> **コツ&注意 NEXUS view**
>
> 術前に3D MRIにて後根神経節の位置を確認しておき，できるだけ触れないように気を付ける．神経排除は長時間にならないように間欠的に行う．
> 　椎間孔外が主病変のときには，後方や頭側から圧迫されることは少ないので[1]，この部分の除圧術を省略し，前方除圧のみでも神経除圧は有効であることが多い[13]．
> 　椎間孔外を操作するときには後腹膜腔内の臓器，特に根動静脈の損傷には注意する必要があるので[6,18]，透視と鏡視で骨棘を十分に確認して骨切除を行う．

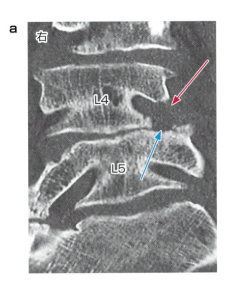
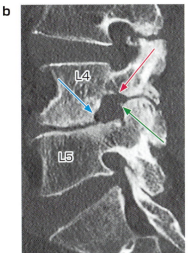
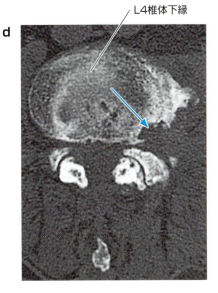

図15 図1症例のL4腰神経に対する椎間孔内全周性除圧術直後の三次元再構築CT像

L4椎弓根下端（a, b, c赤矢印）とL4椎体下縁の骨棘（a, b, d青矢印）およびL5上関節突起先端の骨棘（b緑矢印）が切除されている．
a：椎間孔部の冠状断像
b：左L4/5椎間孔の矢状断像
c：L4椎弓根下端の横断像
d：L4椎体下縁の横断像

5 閉創

腰神経の可動性を確認した後，十分に止血し，ドレーンを留置して皮下を吸収糸で一針縫合する。

6 後療法

手術した日の夕方に簡易コルセットを装着して，点滴台を押しながら歩行を開始する。歩行状態や下肢痛および麻痺の状態を必ず観察する。患者は下肢痛から解放されていることが多いので，喜びを共有する。夕食も摂取できる。ドレーンは翌日に抜去し，ベッドからの起き上がりは健側からを原則としている。

退院は麻痺の状態により異なるが，術後2週以内が多い。しかし，麻痺が進行した際には歩行しやすくなるまで退院を延期せざるをえない。このことを術前に十分説明しておく。

就労は高齢者が多いのでさまざまだが，事務職は退院直後から許可し，重労働や運動を希望するときはリハビリテーションを行い，術後1〜2カ月以降から徐々に開始している。

文献
1) 菊地臣一編著. 神経根障害. 腰痛 第2版. 東京：医学書院；2014. p68-79.
2) 久野木順一. 腰椎椎間孔部狭窄の病態と臨床像. 整・災外 2009；52：1043-51.
3) Hashimoto M, Watanabe O, Hirano H. Extraforaminal stenosis in the lumbosacral spine. Efficacy of MR imaging in the coronal plane. Acta Radiol 1996；37：610-3.
4) 山田　宏. 腰椎椎間孔狭窄症の診断と治療. J Spine Res 2018；9：987-93.
5) 浦山茂樹, 角本士幸, 北川泰啓, ほか. 高齢者高度腰椎変性後側弯症に伴う神経症に対し経皮的脊椎内視鏡を用いて除圧術を行なった1例. 整形外科2018；69：427-33.
6) Matsumoto M, Watanabe K, Ishii K, et al. Posterior decompression surgery for extraforaminal entrapment of the fifth lumbar spinal nerve at the lumbosacral junction. J Neurosurg Spine 2010；12：72-81.
7) 浦山茂樹, 出沢　明, 船戸貴宏, ほか. 腰仙部移行椎によるfar-out syndromeに対する経皮的脊椎内視鏡を用いた後方除圧の1例. 整形外科 2016；67：969-74.
8) 山﨑夏江, 浦山茂樹. 第3腰椎後方辷りによる椎間孔内狭窄部に頭側に移動した外側型ヘルニアに対する経皮的脊椎内視鏡下椎間板摘出術（PELD）. 中部整災誌2016；59：1213-4.
9) 浦山茂樹, 松木和代, 今泉郁美, ほか. ここまでみえる経皮的脊椎内視鏡PED法. MB Orthop 2016；29（10）：239-52.
10) 篠崎義雄, 石井　賢, 高橋洋平, ほか. 腰仙椎移行部椎間孔狭窄の再構築CT画像と治療成績の検証. J Spine Res 2015；6：1368-74.
11) 内田研造, 馬場久敏. 腰椎椎間孔狭窄に対する顕微鏡下除圧術. OS NOW Instruction No.10 脊椎の低侵襲手術. 馬場久敏編. 東京：メジカルビュー社；2009. p161-71.
12) 南出晃人, 吉田宗人. 腰椎椎間孔狭窄に対する椎間孔外内視鏡下除圧術（microendoscopic decompression surgery for the extraforaminal stenosis of lumbar spine）. OS NOW Instruction No.18 腰椎の手術. 馬場久敏編. 東京：メジカルビュー社；2011. p58-68.
13) 浦山茂樹, 西良浩一, 船戸貴宏, ほか. 経皮的内視鏡下椎間板摘出術（PED）を利用した椎間孔外での骨棘による腰神経障害の治療. 中部整災誌 2015；58：1195-6.
14) 浦山茂樹. 骨棘によるfar-out syndromeに対する経皮的脊椎内視鏡を用いた第5腰神経全周除圧術. J Spine Res 2017；8：1283-92.
15) 浦山茂樹, 出沢　明, 船戸貴宏, ほか. L5/S1椎間板外側型ヘルニアに対する経皮的内視鏡下椎間板切除術. 整形外科2015；66：1037-42.
16) 浦山茂樹. Posterolateral approach（後側方法）の基本手技. 最新の経皮的脊椎内視鏡手技. 日本PED研究会 2017：31-45.
17) 手束文威. TF-PELDのアプローチに起因する神経損傷の回避. OS NEXUS No.14 脊椎手術と合併症. 西良浩一編. 東京：メジカルビュー社；2018. p46-53.
18) Dezawa A, Yamane T, Mikami H et al. Retroperitoneal laparoscopic lateral approach to the lumbar spine：a new approach, technique, and clinical trial. J Spinal Disord 2000；13：138-43.

Ⅲ. 内視鏡FED手術のArt
Transforaminal full-endoscopic lumbar discectomy（FELD）

徳島大学大学院医歯薬学研究部運動機能外科学（整形外科）　山下　一太

Introduction

術前情報

●手術適応

　腰椎椎間板ヘルニア（脊柱管内，椎間孔内，椎間孔外），化膿性椎間板炎などが適応となる。正中突出型のヘルニアも適応となる。脊柱管内で過度に上下方向にmigrateしたヘルニアの場合は適応外となる。また，L5/Sレベルの椎間板ヘルニアでは，腸骨稜の高さや仙骨翼の形状によりtransforaminal approachが困難となる可能性があり，一部適応外となる。術前の画像所見で十分に確認する必要がある。

●麻酔

　全身麻酔，局所麻酔いずれも可能である。当院ではより安全性の高い局所麻酔下での手術を行っている[1]。Exiting nerve rootに触れると，患者が教えてくれるため安心である。

●手術体位

　X線透過性手術台上に腹臥位にて行う。4点支持フレームを使用して腹圧を下げる。また，内視鏡挿入を容易にするために，腰椎前弯を少なくする必要があり，膝を落として，軽度股関節屈曲位とする 図1 。

●術前準備

　器械のセッティングを行う。Full endoscopic discectomy（FED）用内視鏡とカニューラ，各種鉗子，ラジオ波バイポーラ，high speed burr，灌流装置をセッティングし，正確に機能することを確認する。また，術前に撮影したMRIや椎間板造影CTを用いて，内視鏡の挿入点，挿入角度を計測しておく 図2 。高齢者では椎間孔狭窄を合併している場合があり，CTで狭窄の程度を確認しておく必要がある。

手術進行

1. 皮膚上に挿入点をマーキング
2. 局所麻酔
3. 椎間板造影
4. 皮切，内視鏡設置
5. 椎間板摘出
6. ドレーン設置，閉創
7. 後療法

Transforaminal full-endoscopic lumbar discectomy（FELD）

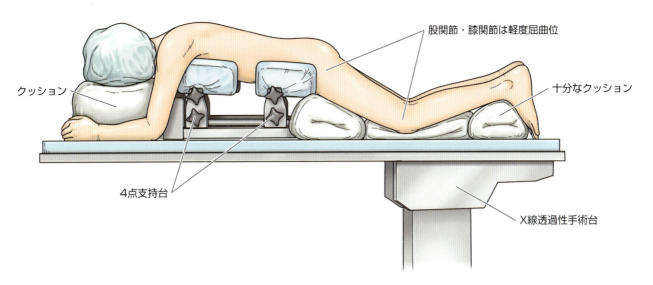

図1 手術体位

4点支持台を使用。股関節，膝関節は軽度屈曲位として腰椎前弯を少なくする。膝下，下腿下には十分なクッションを設置する。X線透過性手術台を使用。体幹部にX線透視（C-arm）が入るため，頭側へ十分にスライドしておく。

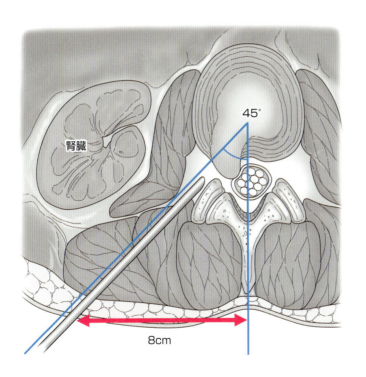

図2 内視鏡の挿入点，挿入角度の計測

正中より外側に8cmの挿入点から45°の角度で挿入する

❶ 本術式は腰椎椎間板ヘルニアに対する確実性の高い最小侵襲手術である。局所麻酔下手術であり，2～3日の入院を要するのみであり，早期復帰に有利であるばかりではなく，傍脊柱筋を温存できるため，アスリートに対する手術として有効である。

❷ 確実なtransforamina FED法のためには，最初の挿入点，挿入角度が最も重要である。術前の正確な計測が肝要である。

❸ 椎間板がインジゴカルミンで造影されていると，鏡視で「青色が椎間板」と分かり，安全に手術を進めることができる。

手術手技

1 皮膚上に挿入点をマーキング

透視下に椎体，椎間板を確認し，皮膚上にマジックで挿入点をマーキングする 図3 。

> **コツ&注意 NEXUS view**
>
> 挿入部は罹患レベルや体格にもよるが，正中から8～12cmとなることが多い。挿入点を1cm程度内側，あるいは外側に変更して再挿入する場合があるので，術前計測の挿入点の前後2～3cmずつマーキングしておく。

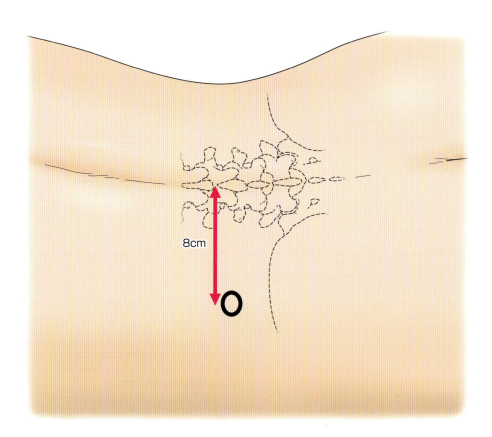

図3 皮膚上にマジックで挿入点をマーキング

Transforaminal full-endoscopic lumbar discectomy（FELD）

2 局所麻酔

透視装置を側面に設置。皮膚，皮下，筋膜の順に1％キシロカイン（局所麻酔薬，計10mL）を注入する。術前に計測した挿入角度通りに18Gの経皮経肝的胆道ドレナージ（percutaneous transhepatic billary drainage；PTCD）針を刺入する。

側面透視下に，①まず椎間関節に針先を当て，②続いて当該椎間板の尾側椎弓根，③さらに椎間板線維輪の順に1％キシロカイン（計5mL）を注入する 図4。

> **コツ&注意 NEXUS view**
>
> 椎間板線維輪の局所麻酔が効いていないと，ダイレーター挿入時に疼痛を訴える。線維輪の圧が高いため，1ccのシリンジで局所麻酔を注入する。上関節突起，横突起，exiting nerve rootで囲まれたsafety triangleで大量の麻酔薬を使用すると，exiting nerve rootまで浸潤麻酔されてしまう。術中のroot損傷が分かりにくくなるため，必要最小限度にとどめることが望ましい。麻酔終了時点で下肢の感覚鈍麻が生じていないことが理想的である。

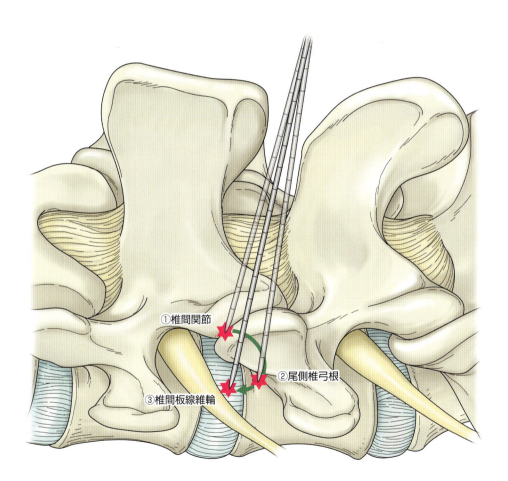

図4 PTCD針を用いた局所麻酔

①→②→③の順に1％キシロカイン（計5mL）を注入する

3 椎間板造影

いったんPTCD針を引き抜き，側面透視下に計測した挿入角度通りに椎間板を穿刺し，針先が正面透視で椎弓根内側に位置していることを確認する．側面透視下に椎間板造影を施行する．造影剤，インジゴカルミン，1％キシロカインを2：2：1の比率で用意し，椎間板内には1〜2mL使用する．硬膜外腔に造影剤の漏出（ヘルニア塊の造影）があることを確認する 図5 。

> **コツ&注意　NEXUS view**
>
> インジゴカルミンにより，脱出ヘルニアが青く染色される．これが，transforaminal FED法の成功への鍵となる．髄核と脱出ヘルニアは青く，線維輪は白く，硬膜や神経根は赤い．つまり，色調の観察で硬膜や神経根損傷を予防できる 図5b 。

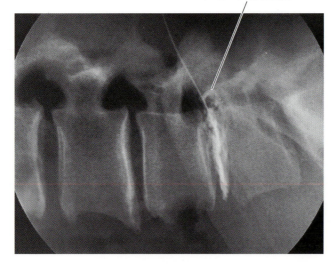

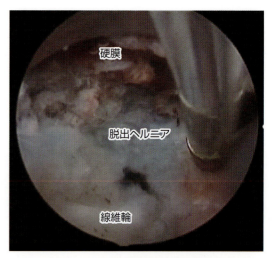

図5 椎間板造影
a：オムニパーク，インジゴカルミン，1％キシロカインの混合液を注入する
b：ヘルニアの染色

Transforaminal full-endoscopic lumbar discectomy(FELD)

4 皮切,内視鏡設置

PTCD針越しにガイドワイヤーを椎間板に刺入する。ガイドワイヤー刺入部周囲に約8mmの横切開を加える。その後,ダイレーターを挿入する 図6a 。

Inside-first法

若年で椎間板高が保持され,椎間孔狭窄がない症例では,最初からカニューラを椎間板内に挿入し,徐々にヘルニア内にカニューラを移動させてヘルニアを摘出する(inside-first法)。側面透視下にペンシル型のダイレーターを椎間板内に徒手的にねじ込みながら挿入する 図6b 。径の大きいダイレーターをハンマーで打ち込みながら挿入する。

ダイレーターが的確に後縦靱帯直下の線維輪内部,つまりヘルニア脱出基部へ設置できたことを透視で確認し,その後ダイレーター越しにカニューラを椎間板内に叩きながら挿入する 図6c 。ダイレーターを除去し,カニューラ内に内視鏡を設置する。

> **コツ&注意 NEXUS view**
>
> 挿入が内側すぎると椎間板内の髄核摘出が中心となり,ヘルニア塊への到達が困難となる。逆に外側すぎるとカニューラが外側設置,いわゆるoutside設置となる。この設置位置が手術の成否に大きく影響する。
>
> カニューラ挿入時は,exiting nerve root損傷を避けるために,カニューラのベーベル部が尾側にある状態で挿入する[1]。

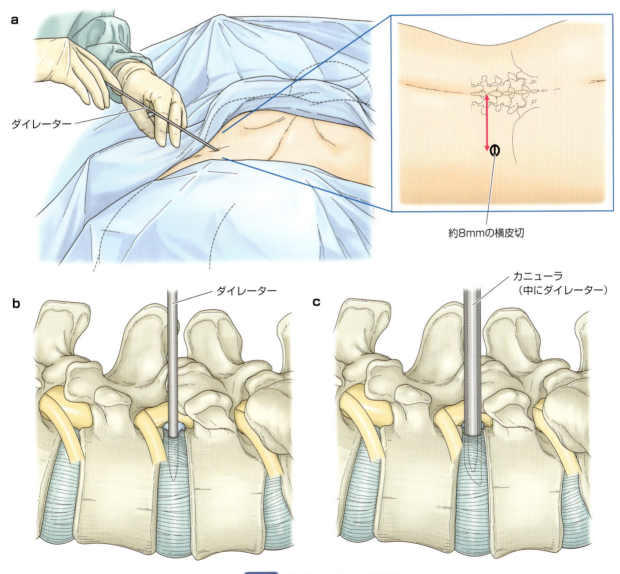

図6 ダイレーターの挿入
a:ガイドワイヤー刺入部周囲を約8mmの横切開を加え,ダイレーターを挿入する。
b:ダイレーター挿入
c:Inside-first法。椎間板内へカニューラを挿入する

Outside-first法

　中高年で椎間板高が減少して椎間孔狭窄を合併している症例や，椎間孔外ヘルニアの症例では，カニューラを椎間孔の硬膜外腔に設置して神経根を観察しながらヘルニアを摘出する（outside-first法）。

　1本目あるいは2本目のペンシル型ダイレーターのみ椎間板内に挿入し，以降のダイレーターとカニューラは椎間孔部までの挿入にとどめる 図6d 。ダイレーターを除去し，カニューラ内に内視鏡を設置する。

> **コツ&注意　NEXUS view**
> Inside-first法と比べて，カニューラは不安定であるため，しっかりと保持しておく。

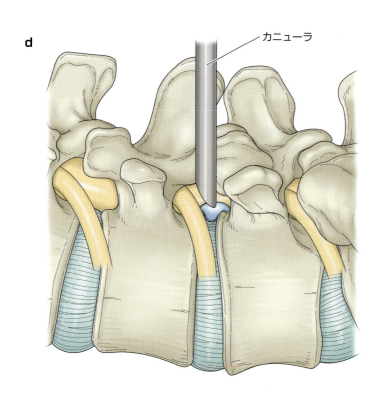

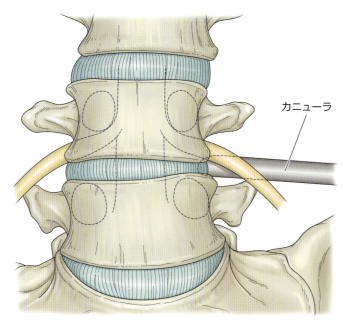

図6 ダイレーターの挿入（つづき）

d：Outside-first法。最初は椎間孔の硬膜外腔にカニューラを設置する

5 椎間板摘出

Inside-first法

青色に染まった髄核（ヘルニアの基部）が観察されるため，まずその髄核を摘出する 図7a 。

カニューラを引き出しながら，徐々に手元を水平方向へhand-downさせて，脱出ヘルニアを摘出する 図7b 。多くの場合は，piece by pieceでの摘出となるが，ときに一塊として摘出できる。カニューラの傾きは，当初は30°程度として，最終的には10°から水平にまでhand-downさせる。25°の斜視鏡であるため，カニューラが25°より水平に近づくと，後縦靱帯や硬膜外を見上げるような視野となる。

徐々にカニューラを引き出してくることで，上半分は脊柱管，中央に後縦靱帯，下半分は椎間板が同一視野に描出される，いわゆるhalf & halfの視野になる 図7c 。この視野で後縦靱帯直下のヘルニア切除を追加する。

> **コツ&注意 NEXUS view**
> 髄核摘出の間は適宜，ラジオ波バイポーラでアブレーションを行い，良好な視野を確保する。
> ヘルニア摘出に伴い，神経の圧迫が解除されてくると，術中に症状が改善してくることもある。

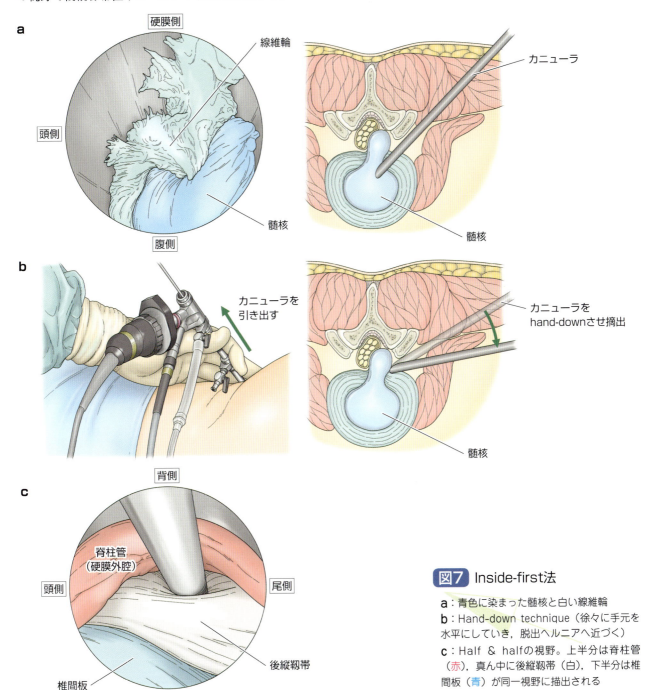

図7 Inside-first法
a：青色に染まった髄核と白い線維輪
b：Hand-down technique（徐々に手元を水平にしていき，脱出ヘルニアへ近づく）
c：Half & halfの視野。上半分は脊柱管（赤），真ん中に後縦靱帯（白），下半分は椎間板（青）が同一視野に描出される

Outside-first法

上関節突起腹側，椎弓根上縁の周りの軟部組織をラジオ波バイポーラで蒸散し，骨縁を露出して視野を確保する 図8a 。Safety triangle部に青く染まった椎間板が確認できる 図8b 。その頭側に軟部組織に覆われたexiting nerve rootがあるので，損傷を避けるためにカニューラを回転させてレトラクトする 図8c [2]。青く染まった椎間板をpiece by pieceに摘出する 図8d 。いったん内視鏡を引き抜き，側面透視下に椎間板摘出孔へダイレーターを順次挿入。カニューラを椎間板内に叩きながら挿入し，内視鏡視下にさらに脱出してきそうな遺残髄核を椎間板内から摘出する。

> **コツ&注意 NEXUS view**
> Exiting nerve rootのレトラクトが強かったり，時間が長かったりすると，術後下肢のしびれ感や鈍い痛みを訴えてしまうことがある。患者は覚醒状態であるので，適宜足関節や足先を動かしてもらい，術前のしびれや痛みと比べた変化を確認する。

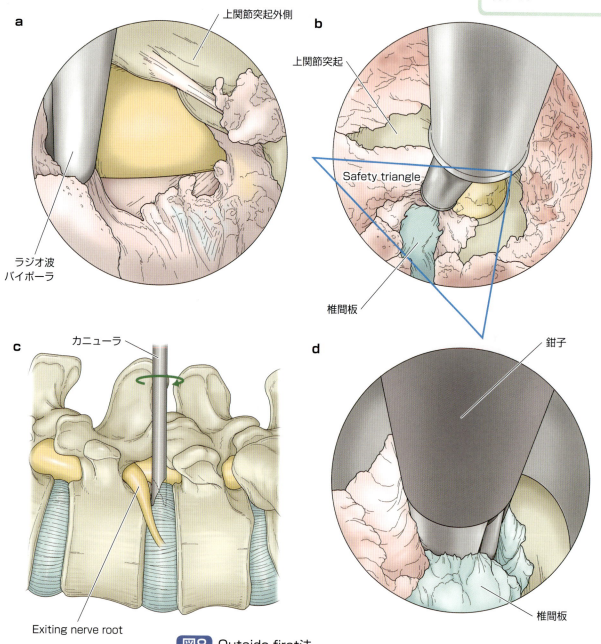

図8 Outside-first法
a：ラジオ波バイポーラで上関節突起の骨縁を露出させる
b：Safety triangle内に青く染色された椎間板を確認する
c：カニューラのベーベル部を回転させてexiting nerve rootを損傷しないようにレトラクトする
d：鉗子で椎間板をpiece by pieceに摘出する

6 ドレーン設置，閉創

カニューラ越しに適切な長さに切除したドレーンを椎間板内に留置する 図9 。カニューラを除去し，皮下を1針埋没縫合する。

> **コツ&注意 NEXUS view**
> カニューラ抜去時にドレーンも一緒に引き抜けないように注意する。FEDは最小侵襲手術であり，術中出血は微量であるが，術後血腫の報告[3]もあり，カニューラ越しにドレーン設置を行っている。

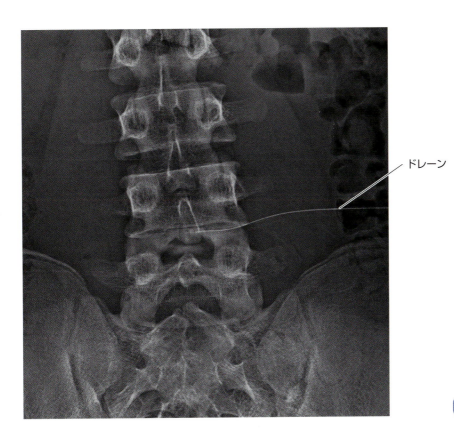

図9 ドレーン設置

7 後療法

局所麻酔であり，腰部固定帯を装着して術後2時間より歩行を許可している。翌日のドレーン抜去後，自宅退院も可能である。術翌日からは日常生活は可能であるが，スポーツへの完全復帰は6〜8週間後を目安としている。

文献

1) Sairyo K, Egawa H, Matsuura T, et al. State of the art：Transforaminal approach for percutaneous endoscopic lumbar discectomy under local anesthesia. J Med Invest 2014；61：217-25.
2) Sairyo K, Matsuura T, Higashino K, et al. Surgery related complications in percutaneous endoscopic lumbar discectomy under local anesthesia. J Med Invest 2014；61：264-9.
3) Ahn Y, Kim JU, Lee BF, et al. Postoperative retroperitoneal hematoma following transforaminal percutaneous endoscopic lumbar discectomy. J Neurosurg Spine 2009；10：595-602.

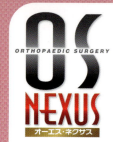

Ⅲ. 内視鏡FED手術のArt

Transforaminal full-endoscopic lateral recess decompression (TE-LRD)

徳島大学大学院医歯薬学研究部運動機能外科学（整形外科）　手束　文威
徳島大学大学院医歯薬学研究部運動機能外科学（整形外科）　西良　浩一

Introduction

経皮的内視鏡除圧術（percutaneous endoscopic decompression）といわれていた手技は，全内視鏡除圧術（full-endoscopic decompression）と国際的な表記法が統一されることになる．腰椎椎間板ヘルニアに対するfull-endoscopic lumbar discectomy（旧PED法）から発展した腰部脊柱管狭窄症に対する全内視鏡除圧術のなかでも，局所麻酔下の経椎間孔アプローチを用いた外側狭部開放術は，transforaminal endoscopic lateral recess decompression（TE-LRD）と表記される．

本術式は，これまでにcadaverを用いた報告[1]や術後2年での良好な臨床成績が報告されている[2,3]．

術前情報

●手術適応

腰部脊柱管狭窄症のなかでも，片側の神経根型の外側狭部狭窄症例が適応となる 図1．術前に選択的神経根造影・ブロックを行い，責任高位を確認しておくことが重要である．

●適応外

馬尾型や混合型の症例は適応外としている．また，不安定性を伴うすべりを認めるような症例，腰痛を伴う症例についても適応外であると考える．

●術前計画

腰椎MRI検査に加えて，脊髄造影後の腰椎CT検査を用いて外側狭部の骨切除範囲を計画する 図2．

●セッティング

患側に術者，助手，看護師が立ち，健側からX線透視装置のC-armが入り，術中に正面像，側面像が確認できるようセッティングする．

●手術体位

腹臥位で4点支持フレームを使用し，股関節・膝関節は屈曲させる．頭の位置は術中に患者が自由に動かすことができるよう枕の高さを調整する．

●術前投薬，麻酔

術前投薬として，ヒドロキシジン塩酸塩25mg，塩酸ペンタゾシン15mgを静脈注射する．

局所麻酔薬は1%リドカインを使用する．麻酔範囲や量について，詳しくは後述する．術中操作による神経損傷を防ぐため，患者の会話可能な程度の覚醒状態を保つ．

手術進行

1. アプローチ，麻酔
   ・皮膚の穿刺位置
   ・麻酔
   ・椎間孔への穿刺針の設置
2. 皮切，ダイレーション
3. 内視鏡設置，上関節突起の掘削
4. 椎弓根～上関節突起移行部，黄色靱帯の露出
5. 神経根の除圧の確認
6. 止血，ドレーン挿入，閉創
7. 術後

Transforaminal full-endoscopic lateral recess decompression（TE-LRD）

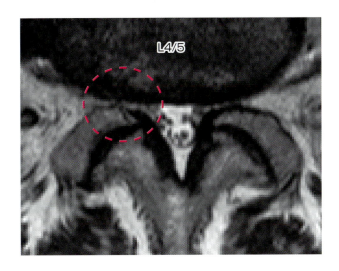

図1 TE-LRD適応例の腰椎MRI T2強調像

66歳，女性。保存療法抵抗性の右下肢痛が持続。心臓弁膜症により全身麻酔のリスクが高いと判断（ASA-PS 3）され，局所麻酔下の治療を希望し受診した。
画像上両側の外側狭部の狭窄を認めるが，本症例は右側のみの症状であり，丸で示す部分の除圧を行った。

ASA-PS：米国麻酔科学会術前状態分類

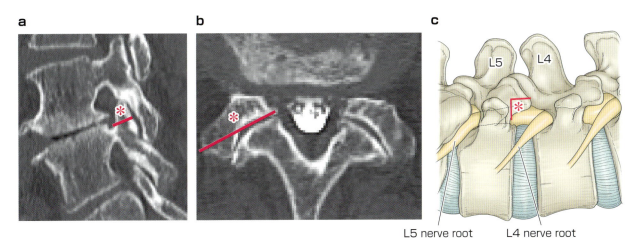

図2 骨切除範囲の術前計画

a：図1 と同一症例の脊髄造影後CT検査画像。右L5椎弓根内縁を通る傍矢状断像。赤線より頭側の上関節突起（＊）を切除する。
b：水平断像。腹外側の上関節突起（＊）を切除する。
c：上関節突起（＊）を削り，奥のtraversing nerve rootを除圧するイメージ。

① 本術式の適応は腰部脊柱管狭窄症のなかでも，片側の神経根型の外側狭部狭窄症例である。局所麻酔下に除圧を行うことができるという利点がある。
② 経椎間孔アプローチでは上関節突起の外側を露出させるため，できるだけ上関節突起の外縁に沿ったダイレーティングを心掛ける。アプローチ中に神経根の刺激症状が出現した場合は，神経根障害を回避するため穿刺位置を変更する。
③ 術中オリエンテーションを見失わないように，椎弓根〜上関節突起に移行する部分を確認する。少しずつハンドダウンしながら切除すると椎間関節の関節面，黄色靱帯が露出し，神経根の外側除圧が可能となる。
④ 術後の不安定性を起こさないようにするために，上下椎間関節突起の接触部分が50％以上残るように，症例選択，術前計画を行うことが重要である。

手術手技

1 アプローチ，麻酔

皮膚の穿刺位置

　CT，MRIを用いた術前計画の段階で，何cm外側からアプローチするかを決定しておく．L4/5椎間の症例であれば，穿刺位置の正中からの距離はおおむね8cm程度で十分であるが，椎間板高位や腸骨稜の位置，体格によって異なる 図3 ．

麻酔

　23Gカテラン針を用い，皮下組織から上関節突起にかけて局所麻酔薬を約10mL使用する．続いて，X線透視側面像を確認しながら椎間板穿刺針を進め，切除予定の上関節突起から椎弓根基部にかけてさらに麻酔を追加する．

　最後に椎間板線維輪にも2mL追加する．局所麻酔薬中毒の危険もあるため，総投与量は20mL（200mg）までとしている．

椎間孔への穿刺針の設置

　理想的な穿刺針の設置位置は，術中X線透視側面像で椎間板線維輪後方に穿刺針の先端がある状態で 図4a ，正面像で穿刺針の先端が椎弓根幅の中央〜やや外側にあるときである 図4b ．

　アプローチ時に下肢痛が出現した場合，その下肢痛の場所によりexiting nerve root由来の症状かtraversing nerve root由来の症状か鑑別を要する．神経根障害を回避するためには前者であれば穿刺位置を1cm内側に，後者であれば1cm外側に変更する．

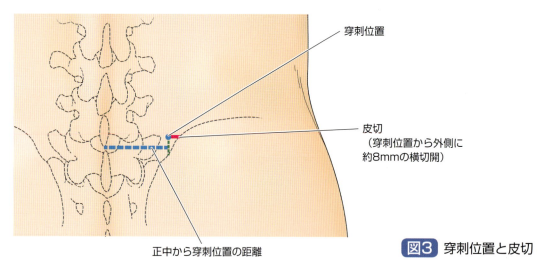

図3 穿刺位置と皮切

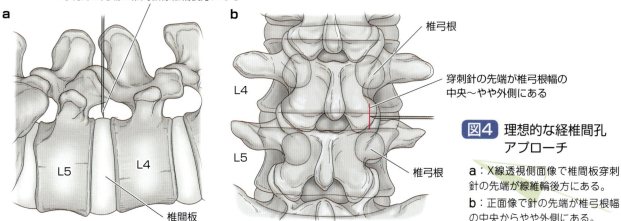

図4 理想的な経椎間孔アプローチ

a：X線透視側面像で椎間板穿刺針の先端が線維輪後方にある．
b：正面像で針の先端が椎弓根幅の中央からやや外側にある．

2 皮切，ダイレーション

皮膚は，穿刺位置から外側に約8mm横切開する 図3 。皮切と同様に筋膜を切開し，続いてシリアルダイレーターを用いて鈍的に経路を拡大し，外筒を椎間孔へ設置する 図5 。

コツ&注意 NEXUS view

できるだけ上関節突起外縁を擦りながらダイレーティングすることが重要である 図6a 。

穿刺針の段階から先端で骨を感じながら進め，ダイレーティングの段階でも骨膜を剥がしていくようなイメージでアプローチすると，内視鏡を挿入したときに上関節突起の骨表面がきれいに露出する 図6b 。

上関節突起から少しでも離れた位置からアプローチすると，上関節突起との間に軟部組織が介在し，内視鏡を挿入したときにオリエンテーションが非常に悪く，また出血も多くなる。

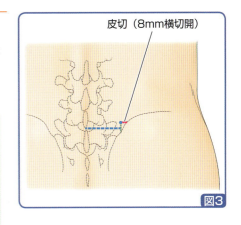

図3

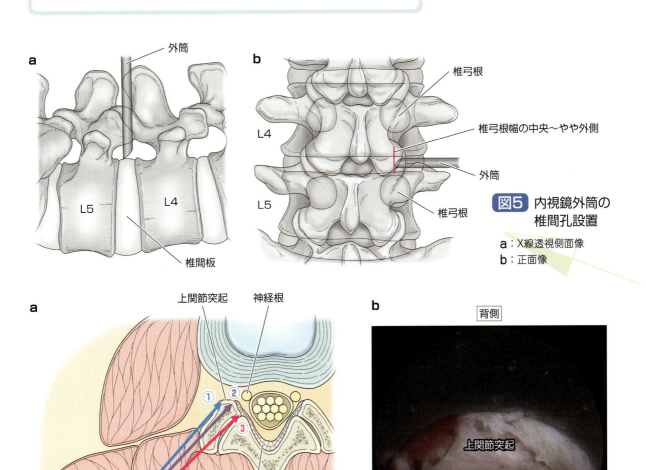

図5 内視鏡外筒の椎間孔設置
a：X線透視側面像
b：正面像

図6 経椎間孔アプローチを用いたTE-LRD

a：内視鏡をハンドダウンしながら，①→②→③の順に外側から少しずつ内側に骨切除を進めていく。ハンドダウンする際には内視鏡を少し引き抜きながら傾けるが，上関節突起から離れてしまうとオリエンテーションを失うため，必ず視野の前に上関節突起を確認しながら行う。

b：外筒を上関節突起外側に設置し，ダイレーティングの段階でうまく軟部組織を剥離できると，骨表面が露出する。軟部組織が多い場合は適宜除去するが，出血のコントロールが重要となる。

3 内視鏡設置，上関節突起の掘削

内視鏡を挿入した後，椎間孔内の出血点を確認し，適宜凝固止血しながら，椎間孔内靱帯，脂肪を切除する。少し外筒を引き戻すと上関節突起の外側面が視野の前に出現する。上関節突起から尾側へ内視鏡を回転させると椎弓根の位置が確認できる。ハイスピードドリルを用いて，上関節突起〜椎弓根頭側を掘削していく 図7 。

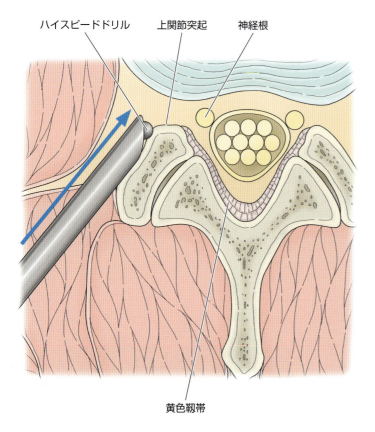

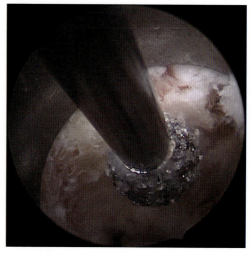

図7 上関節突起の掘削
ハイスピードドリルを用いて骨切除を行う。

Transforaminal full-endoscopic lateral recess decompression（TE-LRD）

4 椎弓根〜上関節突起移行部，黄色靱帯の露出

椎弓根〜上関節突起に移行する部分を確認することで，術中のオリエンテーションを見失うことは少ない 図8a 。図6 に示すように少しずつハンドダウンしながら水平方向に近づけていくことで，効率的に上関節突起を切除でき，徐々に椎間関節の関節面，黄色靱帯が露出する 図8b 。

> **コツ&注意 NEXUS view**
> 上関節突起の切除は奥に黄色靱帯があるためハイスピードドリルを押すように行っても比較的安全であるが，椎弓根側に近付くにつれて奥は硬膜外腔となり，硬膜損傷や神経根損傷のリスクが考えられるため，先端を横に動かしながら切除する。

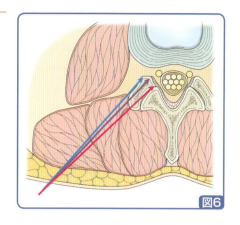
図6

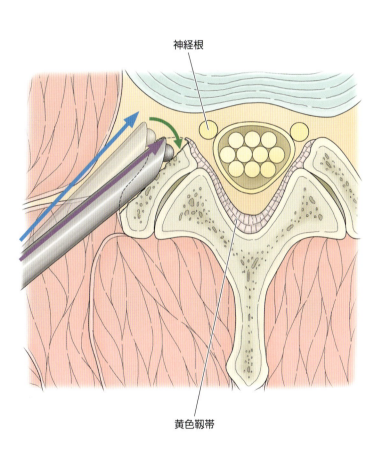

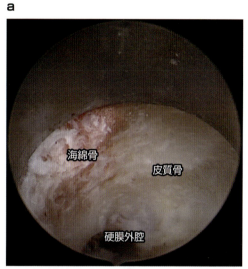

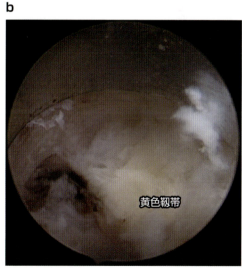

図8 黄色靱帯の露出

a：椎弓根頭側の海綿骨が露出し，上関節突起の皮質骨に移行する境界をみつけることで術中のオリエンテーションの確認が容易になる。奥に硬膜外腔が確認できるようになる。
b：徐々に上関節突起の切除を内側に進めていくと，黄色靱帯が確認できる。

5 神経根の除圧の確認

椎弓根から上関節突起への移行部を徐々に拡大していくことで，神経根の外縁が露出する。上関節突起を完全切除してもまだ神経根の腹背側幅が確認できない場合は，下関節突起の腹側を一部切除することもある。図9のように黄色靱帯が浮上し，神経根を確認することができれば除圧は終了である。

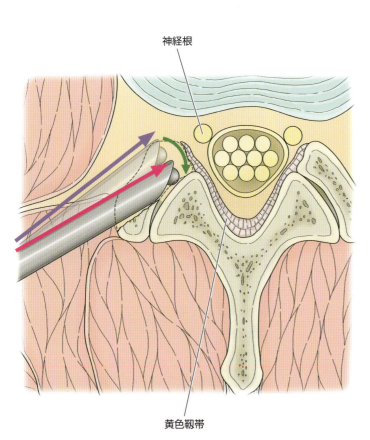

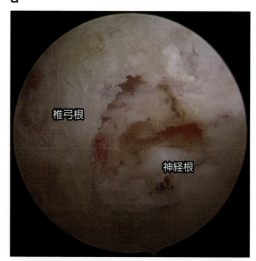

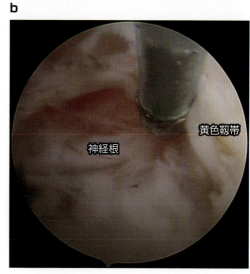

図9 神経根の除圧の確認
a：椎弓根から上関節突起の移行部を徐々に切除していくと，神経根が確認できる。
b：黄色靱帯が浮上し，神経根の腹背側幅程度の確認ができれば骨切除は十分であると判断する。

6 止血，ドレーン挿入，閉創

硬膜外腔からの出血を凝固止血するが，海綿骨からの出血は完全な止血が難しいため，術後は持続吸引ドレーンを留置するようにしている。

閉創は吸収糸を用いて皮下組織を1〜2針縫合する。

7 術後

術後3時間で離床を開始し，翌日朝にドレーンを抜去する。図10に術後のCT画像を示す。

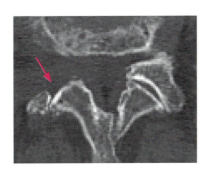

図10 TE-LRD術後CT画像

水平断像，椎間関節の腹側が切除され（矢印），外側狭部の骨性除圧が行われていることがわかる。

最後に

TE-LRDの最大の利点としては，局所麻酔下に除圧術を行える点，腰背筋群に対しても低侵襲である点などが挙げられ，患者負担を減らすことに寄与できる。しかし，本術式で対応できるのは，片側の外側狭部狭窄による神経根型の腰部脊柱管狭窄症患者であり，すべての患者に対応できる術式ではない。長期的な臨床成績についてはまだ報告が少ないが，超高齢患者や重篤な併存疾患を抱える患者に対し，1つの治療選択肢になると考える。

> **Column**
>
> 上関節突起を切除することで，椎間関節の不安定性や脱臼の懸念を指摘されることがあるが，基本的に本術式は椎間板や椎間関節の変性に伴う狭窄症患者に行っており，自験例でも上下椎間関節突起の接触部分の割合は，術後も平均50％以上は残存しているという結果であった。
>
> 現在のところ，不安定性の出現や脱臼を生じた症例は経験していない。ただし，椎間板高が保たれているような若年患者や上位椎間症例への過度の上関節突起切除は接触部分の割合が小さくなるため注意が必要であると考える。

a 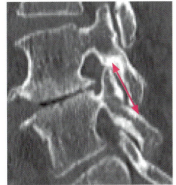 b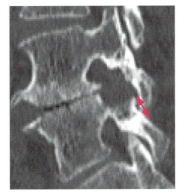

図11 TE-LRD術前・後の椎間関節接触長

椎弓根内縁を通る傍矢状断での術前・後の椎間関節接触長（赤矢印幅）
a：術前
b：術後

文献

1) Sairyo K, Chikawa T, Nagamachi A. A new concept of transforaminal ventral facetectomy including simultaneous decompression of foraminal and lateral recess stenosis: Technical consideration in a fresh cadaver model and a literature review. J Med Invest 2017；64：1-6.
2) Kapetanakis S, Gkantsinikoudis N, Papathanasiou JV, et al. Percutaneous endoscopic ventral facetectomy: An innovative substitute of open decompression surgery for lateral recess stenosis surgical treatment. J Craniovertebr Junction Spine 2018；185-95.
3) Lewandrowski KU. Readmissions after outpatient transforaminal decompression for lumbar foraminal and lateral recess stenosis. Int J Spine Surg 2018；12：98-111.

固定術のArt Ⅳ

IV. 固定術のArt

Percutaneous endoscopic transforaminal LIF (PETLIF)

我汝会さっぽろ病院整形外科　長濱　賢

Introduction

　腰椎椎体間固定術にはさまざまな手法があるが，椎間不安定性により神経症状を有する症例が主な治療対象となる．各々の手技において椎体間ケージを設置する際に，椎間板への進入路が脊柱管に対し前方か後方かという点で，神経除圧への概念が異なってくる．後方進入は神経周囲の直接除圧が前提となる一方で，前方進入は直接除圧を必要とせず，間接除圧という概念が生じるためである．

　Percutaneous endoscopic transforaminal LIF（PETLIF）は，safety triangle 図1 を経由した手技であり，椎間板への進入は脊柱管より前方となる．椎間関節の完全温存が可能となり，間接除圧による神経症状の改善を目的とする[1]．PETLIFは専用デバイスを用いるが，楕円と半楕円のスリーブが特異的な器械となる．

　手術のコンセプトは，以下の①～⑤である．
①PPSシステムを用いたテクニックで椎体すべりを整復
②楕円スリーブを用い安全かつ容易に椎体間高を開大
③楕円スリーブを経由した経皮的内視鏡下手技で移植母床を作製
④半楕円スリーブで椎体間高を開大させたまま椎体間ケージを挿入
⑤神経症状に対し，間接除圧のみで良好な結果を獲得

　PETLIFにおいて，①と②のコンセプトが特に重要となる．というのも，腰椎すべり症や椎間孔狭窄症では，変性に伴いsafety triangleが狭小化しているため，手技の安全性を高めるためにはその拡大が必須となるためである．①と②のコンセプトが十分に達成できなかった場合には，安全域の確保が不十分となる可能性があることを常に注意する必要がある．

術前情報

●手術適応
　神経症状を伴う腰椎変性すべり症，軽度の腰椎変性側弯症などが適応となる．腰痛が主訴の腰椎椎間板症は主たる適応とはしない．

●麻酔
　全身麻酔で行う．

●手術体位
　腹臥位で4点支柱フレームを使用する．手術操作中イメージの正面像，側面像を確認する必要があるため，透過性のよいベッド，フレームが望ましい．

●神経モニタリング
　すべての手術操作を経皮的に行うため，神経損傷のリスク軽減に神経モニタリングの使用を推奨する．

●術前準備
　手術デバイス，椎体間ケージを挿入する安全域が確保可能か，術前の画像診断が重要となる．特に神経走行の位置や椎間孔の骨性狭窄の有無は入念に確認する必要がある．

手術進行

1. 皮切
2. PPSの挿入
3. 椎体すべりの整復
4. PEDシステムを用いた進入路の拡大（症例によっては必要ない）
5. PETLIFスリーブの設置
6. 椎体間高の開大
7. 移植母床の作製
8. 椎体間ケージの挿入と設置
9. 固定術の完成
10. 後療法
- 症例

Percutaneous endoscopic transforaminal LIF（PETLIF）

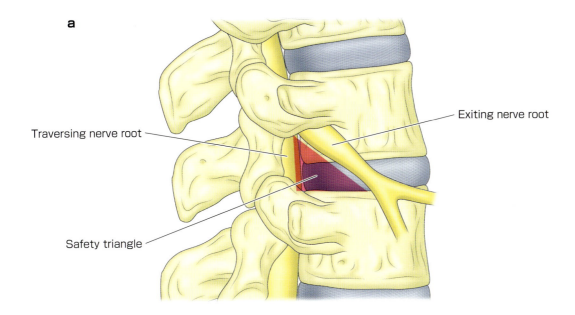

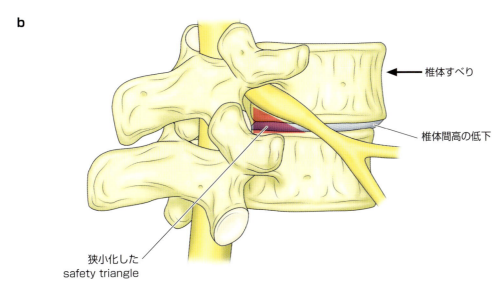

図1 Safety triangle

Safety triangleはKambin's triangleともよばれる。下位椎体終板，上関節突起，exiting nerve rootに囲まれる安全領域。
a：正常なsafety triangle
b：すべり症のsafety triangle。狭小化した安全域をどう拡大させるかが，手技を安全に行う大前提となる。

❶ Safety triangleを経由し，移植母床を作製し，椎体間ケージを挿入設置する。
❷ 椎体すべりの整復，椎体間高を開大させ，神経症状を間接除圧にて治療する。
❸ 手術デバイスを挿入する安全域が確保可能か，術前の画像診断が重要となる。

手術手技

1 皮切 図2

本術式は，PPS挿入部とワーキングスリーブ挿入部の皮切が必要となる。体位を取った後，まずはイメージ下にマーキングを推奨する。特にワーキングスリーブの挿入位置は手術の安全性にも関与するので，慎重に決定する必要がある。

> **コツ&注意 NEXUS view**
>
> 椎間板への進入角度は，体表に対し45°を基本とする。術前CT axial像にて正中から何cm外側となるかを計測しておくとよい 図3。
> 皮切の頭尾側方向の位置取りも重要となる。ワーキングスリーブをL5椎体上縁に平行になるよう挿入すれば，移植母床作製時の操作がやりやすくなる。

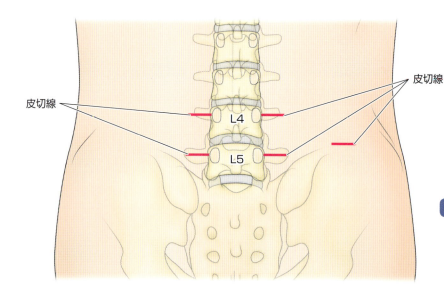

図2 皮切
PPSの皮切は通常手技に準じる。ワーキングスリーブ挿入部の皮切は体格にもよるが，正中から外側8〜10cm程度となることが多く，皮切幅は2cmとする。

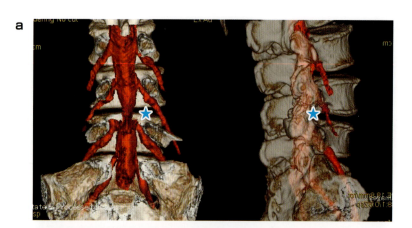

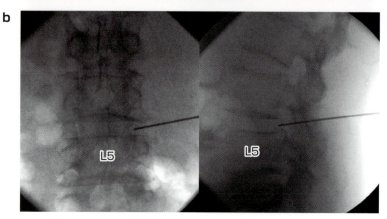

図3 椎間板への進入角度の計測

a：★印が椎間板への進入位置。後方斜位像にて上関節突起周囲の骨棘の有無を確認し，進入路が確保できるかどうかを判断する。著者は全例3D腰椎神経根VR画像を作成し術前評価を行っている。
b：実際に18Gディスコ針を刺入した透視像。針先でL5椎弓根の左右中点の位置でL5椎体後壁上縁に当て，骨に触れながら頭側にずらすと，椎間板に安全に刺入できる。椎間板に針先が当たったときは感触でわかる。

2 PPSの挿入

　スクリュー挿入は通常の手技と変わりはない。椎体に①ニードル，②ガイドワイヤー，③PPSの順に挿入する 図4 。ただし，手技の特性上ワーキングスリーブや椎体間ケージの挿入時にロッドと干渉することがあるので，著者は通常のPPSの挿入位置より内側としている。

　目標としてオープン手技の挿入点と同様，横突起の上下中点と上関節突起基部を挿入点としている。

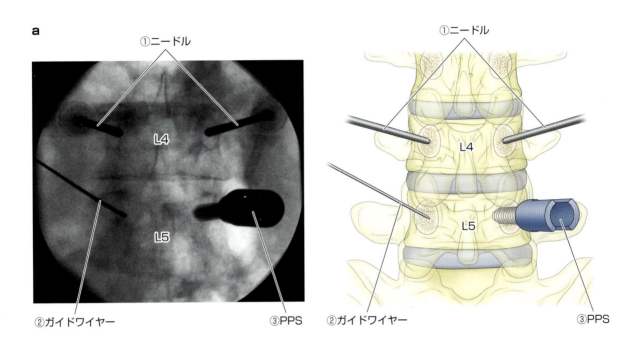

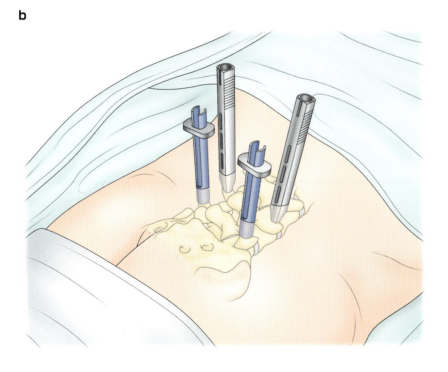

図4 PPSの挿入

a：椎体に①ニードル，②ガイドワイヤー，③PPSの順に挿入する。

b：PPS挿入後。L4椎体はすべりの整復を行うため，著者はPPSのタブではなく，エクステンションを設置し，リダクション専用器械を用いることでより矯正力を高めている。

3 椎体すべりの整復

　手術デバイス，ケージ挿入時の安全域を拡大するため，椎体すべりを整復する必要がある．また，整復の程度が間接除圧の効果にも直結する．

　ロッドのL4側を浮かせた状態でL5のセットスクリューを固定し 図5a ，次いでL4に挿入した両側のPPSを同時にロッドに対して引き寄せながらセットスクリューを固定し，L4すべりの整復を行う 図5b ．PPSの機種は問わないが，引き抜き強度が高く，整復しやすいデバイスを持った機種が望ましい．

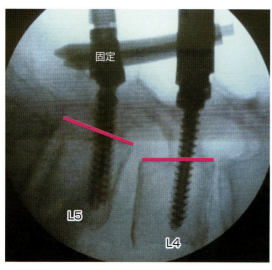
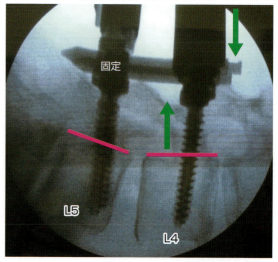
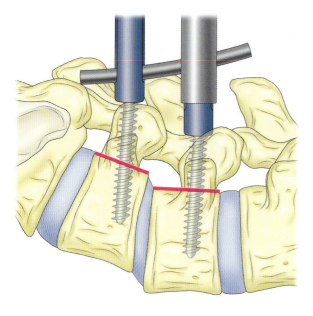
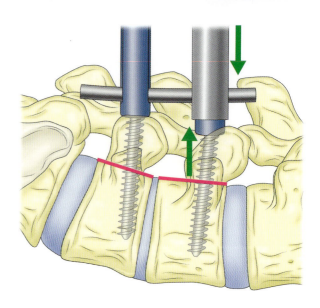

図5　椎体すべりの矯正

a：L4前方すべりが確認できる（赤線）．ロッド頭側を浮かせた状態で，L5のセットスクリューを固定する．

b：PPSのリダクションタブを用いてセットスクリューを締めるだけでは矯正力が弱く，整復が不十分となりやすい．リダクション器具を用いて整復した後，セットスクリューで仮固定する．すべりの整復が確認できる（赤線）．

4 PEDシステムを用いた進入路の拡大（症例によっては必要ない）

　上関節突起周囲に骨棘があり，進入路が狭小化している場合には，経皮的内視鏡下椎間板切除術（percutaneous endoscopic discectomy：PED）システムでの経皮的内視鏡下ドリルで入口を広げる 図6 。椎間孔や外側陥凹の除圧を目的とはしないため，ドリルの先端をexiting nerve rootや脊柱管方向に向ける必要はない。神経周囲の操作が必要ないため，難度は低く安全である。

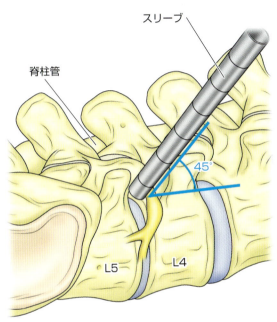
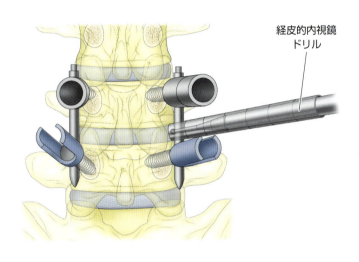
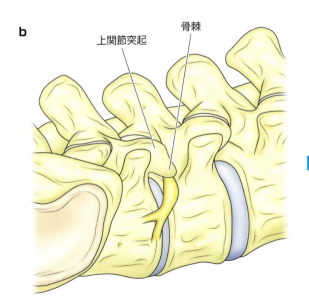
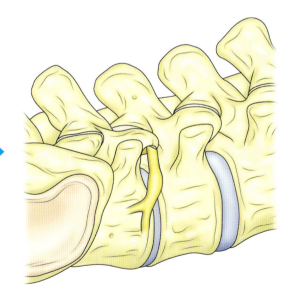

図6　PEDシステムを用いた進入路の確保
a：L5上関節突起の外側腹側にスリーブを設置する。45°を維持すればドリル先端が脊柱管に到達することはない。
b：上関節突起を部分的に削ることで進入口の確保ができる。

5 PETLIFスリーブの設置

　専用デバイス（PETLIF Oval Dilator®，PETLIF Oval Sleeve®，ロバートリード社）図7a，図7bを用いて，椎間板への経皮的経路を確保する。ともに楕円形状となっており，まずは短軸が頭尾側となるようガイドワイヤーを経由し，ダイレーター，スリーブの順に挿入設置する図7c。変性に伴い椎体高が低下しているが，ダイレーター先端はペンシル状となっているため短径の8mm程度であれば，椎体高を開大しながら挿入は可能である。

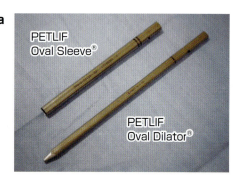
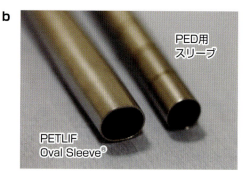

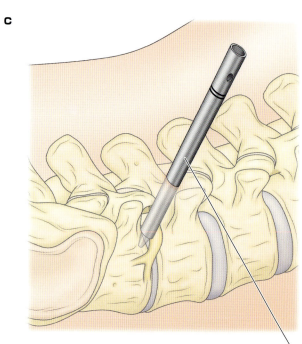

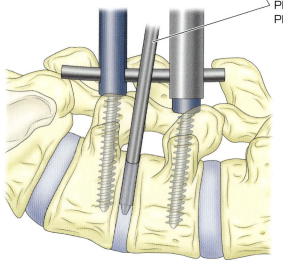

PETLIF Oval Sleeve®と
PETLIF Oval Dilator®

図7 PETLIFスリーブの設置

a：PETLIF Oval Sleeve®（上）とPETLIF Oval Dilator®（下）（ロバートリード社）。スリーブサイズは3種類あるが，最も使用頻度が高いのは，長径10.5mm，短径8mmである。
b：PETLIF Oval Sleeve®（左），PED用スリーブ（右）。短径はほぼ同じサイズであり，長径のみ拡大している。
c：実際に挿入した状態。椎体間高は8mmまで開大する。

Percutaneous endoscopic transforaminal LIF（PETLIF）

6 椎体間高の開大

　PPSシステムのL4側のセットスクリューを一度緩め，スリーブにダイレーターを挿入したまま90°回転させ，椎体間高を開大させる 図8a 。椎体間高はスリーブの長径である10.5mmまで安全かつ椎体終板に愛護的に開大させることができる。回転方向は椎体すべりを悪化させないため，L4椎体を背側に持ち上げる方向に回転させる。その状態で再度，緩めたセットスクリューを固定する 図8b 。

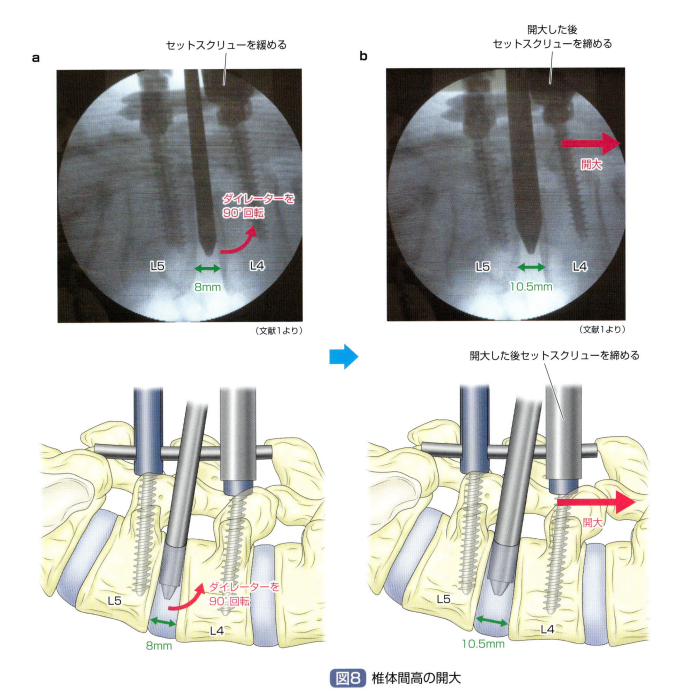

図8 椎体間高の開大

a：スリーブにダイレーターを挿入したまま90°回転し，椎体間距離を開大する。スリーブ単体で行うと先端が歪んでしまうので注意する。
b：L4椎体を背側に持ち上げる方向に回転させた状態で再度，緩めたセットスクリューを固定する。

7 移植母床の作製

　ダイレーターを抜去し，椎体間に設置した楕円スリーブを経由しキュレットや脊椎用髄核鉗子を用いて椎間板の摘出を行い，移植母床を完成させる。移植母床の作製状態は内視鏡下に適宜確認する 図9a 。楕円スリーブを用いることで，通常のオープン手技で用いるサイズの器械を使用することができるため，通常のオープン手技と同じ感覚で操作が可能で効率的である。

　椎間板入口部は固定されるため，スリーブを頭尾側，背側に各10°程度傾けながら，椎間板を全体的に掻爬する。腹側はexiting nerve rootに干渉する可能性があるため注意する。

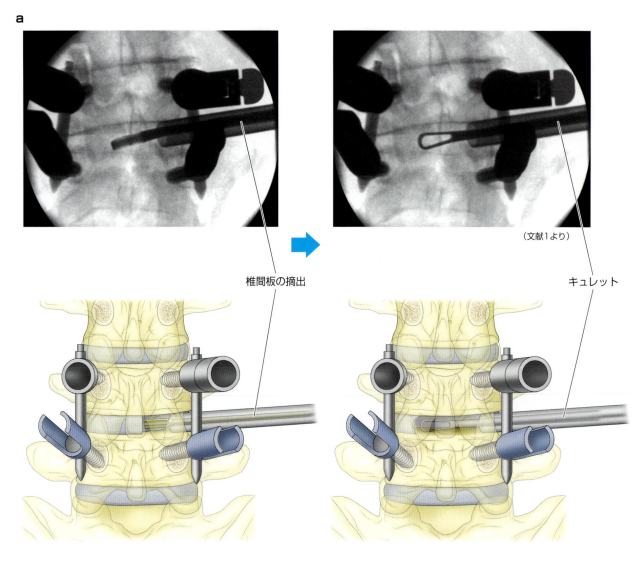

（文献1より）

椎間板の摘出　　　　　　キュレット

図9 移植母床の作製

a：椎体間に設置したスリーブを経由してキュレットや脊椎用髄核鉗子を用いて椎間板の摘出を行い，移植母床を完成させる。スリーブで経皮的経路を確保しているため，器械の抜き差しは安全かつ容易である。

楕円スリーブを経由し，作製した移植骨を椎体間に充填させ，打ち込み棒でケージ挿入経路を確保する 図9b。

> **コツ&注意 NEXUS view**
> **移植骨の採取**
> 間接除圧という特性のため，除圧した骨を採取することができない。経皮的に採取した腸骨や，棘突起も使用できるが，手技の特性をより生かすためには，他家骨移植も選択肢になる。

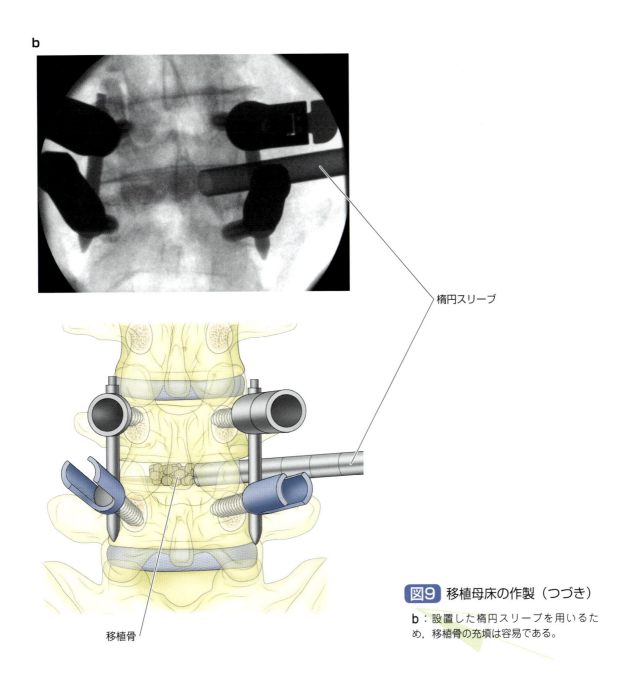

図9 移植母床の作製（つづき）
b：設置した楕円スリーブを用いるため，移植骨の充填は容易である。

8 椎体間ケージの挿入と設置

　移植骨の充填後，楕円スリーブを抜去する．次いで，ケージ挿入に特化したPETLIF Partial Oval Sleeve®（ロバートリード社）を挿入設置する 図10 ．まず，ダイレーターを挿入後，exiting nerve rootに半楕円スリーブが接触しない位置で挿入する．その状態から時計回りに180°回転させ，ダイレーターを抜去する．半楕円スリーブでexiting nerve rootさえ保護できれば，内側は上関節突起があるため安全である．このスリーブにより椎体間を開大したままケージを挿入でき，椎体終板に負担をかけることなく最適位置に設置できる．神経レトラクターでexiting nerve rootのみを保護して挿入する場合は，PPSシステムでの椎体間高の十分な開大が必要となる．もし不十分だと，下位椎体の椎体終板を壊してしまうリスクがあるので注意する．

　ケージは患者の体格や椎体の形状に合わせて選択し，オープン手技で使用するどのケージでも使用可能である．著者は最大サイズで幅12mm，高さ10mm，長さ32mmまでを選択肢としている．

a

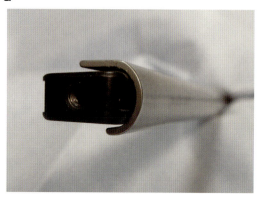
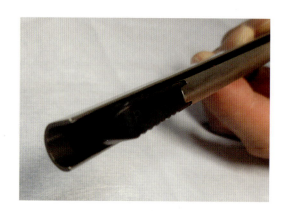

b

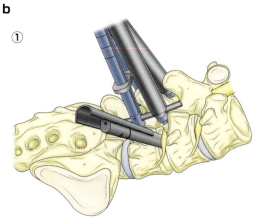
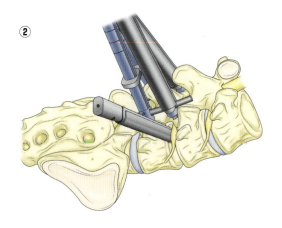

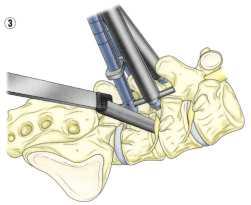

図10 椎体間ケージの挿入と設置

a：PETLIF Partial Oval Sleeve®（ロバートリード社）．操作用の楕円スリーブをケージ挿入用に必要な部分のみ残したデザインとしている．ケージの高さに合わせ2種類ある．
b：実際の挿入法．
　①Exiting nerve rootに接触せず挿入．
　②時計回りに180°回転しダイレーターを抜去．
　③ケージの進入路が確保されるため，挿入の確実性，安全性が高まる．

9 固定術の完成

椎体間にcompressionをかけ，最終締結し固定術を完成させる 図11 。椎間板外縁のケージ挿入部周囲からの出血があれば，経皮的内視鏡下にTrigger-Flex® Bipolar System（Surgi-Max® Air, elliquence社）にて止血操作を行う。最後にケージ挿入部にSBドレーンを留置し手術を終了する。脊柱管狭窄は，椎体すべりの整復と椎体間高の開大による間接除圧にて治療し，後方からの直接除圧は行わない。

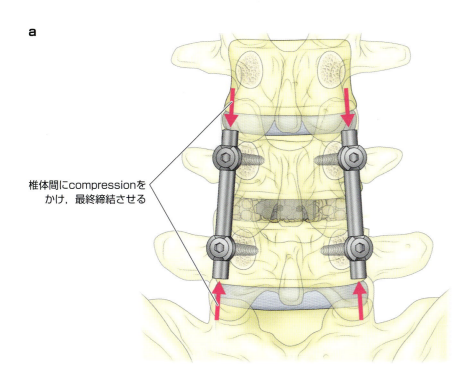

a

椎体間にcompressionをかけ，最終締結させる

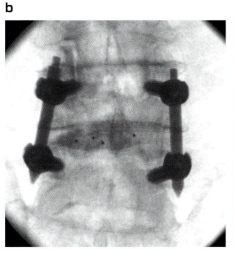

b

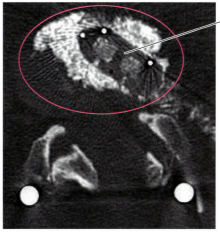

ケージ

図11 固定術の完成

a：椎体間にcompressionをかけ，最終締結し固定術を完成させる。
b：術後X線像（左），術後CT横断像（右）。椎体すべりの整復により，椎間関節が離開しているのが確認できる。

10 後療法

　SBドレーンは術後12時間で20cc程であることが多く，翌日に抜去できる。術翌日からADL制限なく，歩行開始とする。椎間関節を完全温存できるため固定力は高く，手術侵襲も少ないため，早期退院が可能である。

症例

図12，図13に症例を示す。

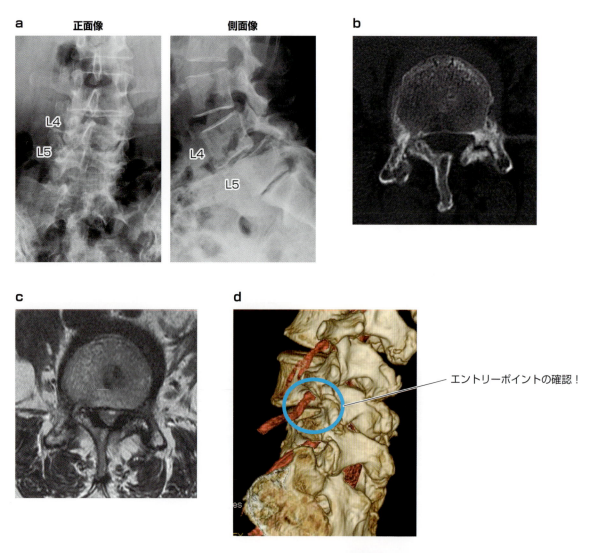

図12　症例（術前）

62歳，女性。腰痛と両側L5に神経根症状がみられた。
a：術前単純X線像
b：術前CT横断像
c：術前MRI横断像。椎体すべりに伴い椎弓，下関節突起が脊柱管にくい込んでいる。
d：術前3D腰椎神経根VR画像

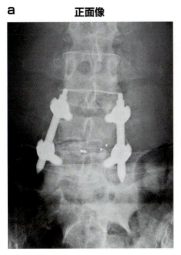
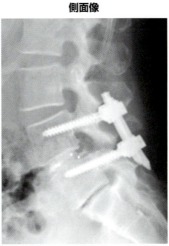
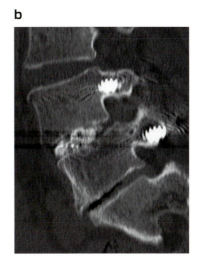
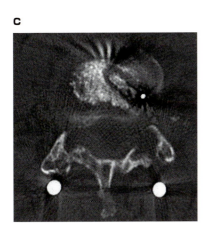
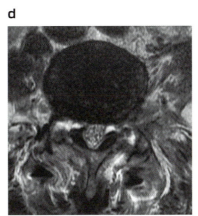

図13 症例（術後）

術前下肢疼痛は術直後から消失し，JOA scoreは12→26（術後3カ月）と改善がみられた。
a：術後単純X線像
b：術後CT側面像
c：術後CT横断像。すべりの整復により椎弓と下関節突起のくい込みが解消している。
d：術後MRI横断像。間接除圧により脊柱管が拡張している。

まとめ

- PETLIFで安全に対応できる症例を厳選すれば低侵襲手技のよい選択肢となりうる。
- 術中，オープン手技に容易に変更できることも利点である。進入路の確保が不十分となった場合などは，安全性を最優先としPETLIFに固執しないことも重要である。

文献

1) Nagahama K, Ito M, Abe Y, et al. Early clinical results of percutaneous endoscopic transforaminal lumbar interbody fusion : a new modified technique for treating degenerative lumbar spondylolisthesis. J Spine Res 2019. in press.

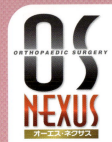

IV. 固定術のArt

腰椎分離症手術：経皮的CBTスクリュー法による最小侵襲分離部固定修復術

高知大学医学部整形外科/脊椎脊髄センター　武政　龍一

Introduction

術前情報

●手術のコンセプト

本法は骨移植を行わない最小侵襲分離部固定修復術である。Headless Compression Screw（HCS, Depuy Synthes）を用いて分離部に引き寄せ圧迫をかけ，分離部をまたいだcortical bone trajectory（CBT）にてスクリュー固定することで固定性を向上させ，それを経皮的に行うことで侵襲を最小化する。

●手術適応

西良のCT分類で，早期および進行期の有痛性腰椎分離症が適応となる。MRI T2 のSTIRまたは脂肪抑制像で，分離椎の椎弓根に高信号がみられるタイプが最もよい適応であるが，保存療法では骨癒合が得られにくい高信号が消失した進行期症例でもこれまでのところ骨癒合が得られている。

対象となるのは小学校高学年～高校生までの競技レベルの高いスポーツ選手がほとんどであり，偽関節までには至っていないものの保存療法では骨癒合が得られにくい分離や，骨癒合には3～6カ月のスポーツの休止を要すると考えられる分離，および保存療法でいったん骨癒合した後に再発した症例などに対して，術直後からジョギングなどの軽トレーニングを継続しながら，より早期の確実な骨癒合と，早期のスポーツ復帰を目指して本法を実施する。

●禁忌

骨癒合を得るには骨移植が必要な分離部の骨癒合能が消失している終末期（偽関節型）分離には禁忌となる。

●麻酔と手術体位

全身麻酔，X線透過性の4点支持フレームなどを用いた腹臥位とし，L5などの下位腰椎では軽度ヘッドアップ位とすると正確なX線透視正面像が得られやすい。

●準備する手術器材

4.5mm径HCS, Osteo-Site® Bone Biopsy Needle 11G/10cm（骨生検針, Cook Japan社），パワーツール（電動または気動式ドライバー），プラスチックハンマー。

手術進行

1. X線透視のセッティング
2. 局所麻酔，CBT法のシミュレーション
3. 皮切，筋膜切開
4. エントリーホールの作製と骨生検針の挿入
5. ガイドワイヤーのCBTでの刺入
6. 先端までのcannulated predrilling
7. エントリーホール部のcannulated predrilling
8. HCSの引き寄せ圧迫スクリュー固定
    ・HCSの挿入
    ・HCSの固定
    ・分離部の追加ドリリング(option)
9. 洗浄・閉創
10. 後療法

❶ X線透視と手術体位で正確な正面像，側面像を獲得し，正確なCBTでの経皮スクリュー固定を目指す。
❷ 骨生検針をHCSガイドワイヤー刺入のガイドとして用いるが，適切なエントリーポイントから骨内に挿入し，分離の発生起点となる尾側内側部にできるだけ近い部位をスクリューが貫通するように，CBT法に合わせた角度調整が手術の成否を決める。側面透視画像ではスクリューは分離部の中央からできるだけ尾側よりを捉えた後，椎弓根の尾側1/2を通過するように挿入するのが理想的である。
❸ 必要に応じて経皮的分離部ドリリングを追加する。

手術手技

1 X線透視のセッティング

　C-armでのX線透視にて，処置椎体の回旋がない（棘突起が中央で椎弓根が左右対称）真の正面像を得る。処置椎体の頭側終板が楕円ではなく，線状にみえる（頭側終板とX線照射が平行となる）ようにヘッドアップするなど，体位とC-armを調整する 図1 。側面像では左右の椎弓根が重なる真の側面像を得て行う。

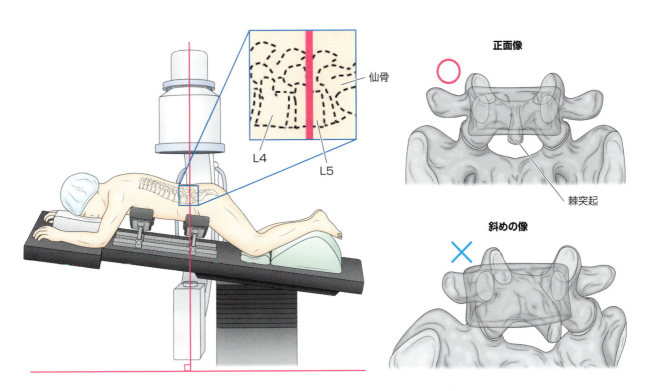

図1 X線透視
棘突起が中央で椎弓根が左右対称で頭側終板が楕円でなく線となる正面像を得る

2 局所麻酔，CBT法のシミュレーション

カテラン針などの長針をつけたシリンジで局所麻酔を行いながら，スクリューの椎弓におけるエントリーポイントとその挿入角度を2方向の透視で確認しておく。皮下脂肪の厚さにもよるが，通常は当該椎棘突起の尾側縁付近で棘突起の外側縁からの挿入となる。

3 皮切，筋膜切開

カテラン針刺入部の皮膚を上下に5mm，計1cmの縦皮切を加える。筋膜は皮切部からやや頭側寄りに，広めに（1.5cm程度）縦切開する。筋膜切開では深くメスが入りすぎると筋肉からの出血が多くなるので注意する 図2 。

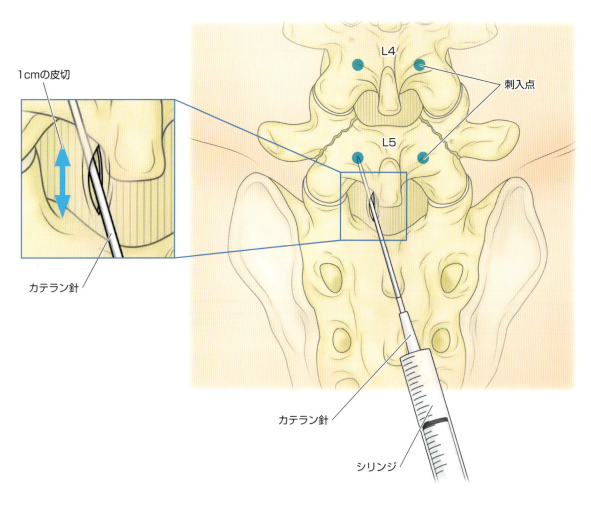

図2 皮切，筋膜切開
カテラン針刺入部の皮膚に1cmの縦皮切を加え，筋膜はやや頭側寄りに1.5cm程度縦切開する。

4 エントリーホールの作製と骨生検針の刺入

　経皮的かつ正確にCBT法でガイドワイヤーを刺入するためには，ガイドワイヤーが刺入時に椎弓の斜面上をすべって頭側にずれないように，エントリーポイントに取っ掛かりとなる小骨孔を作製し，またガイドワイヤーをドライバーで挿入する際に，周囲の筋肉を巻き込まないように保護する必要がある．そのために11G/10cmの骨生検針を使用する．

　エントリーホールの作製と骨生検針の設置は，本術式で最も重要なポイントの1つである．皮切および筋膜切開部を鉗子などで左右に開き，骨生検針を刺入する．局所麻酔時に決定しておいた椎弓のエントリーポイントをめがけて，針先を進める．

エントリーホールの作製

　目標とするエントリーポイントは，透視側面像で椎弓根下縁のラインから2～3mm尾側とし，正面像においては，椎弓根内側縁を通る垂線と椎弓根尾側縁から2～3mm尾側を通る水平線との交点とする 図3a 。

骨生検針の刺入

　まず椎弓面に対して骨生検針を垂直に立て，プラスチックハンマーで軽くタップしながら先端を1～2mm骨内に沈め，次いでCBTでの挿入方向に合わせて，X線透視の正面像，側面像で針の方向を逐次確認しながら，徐々に針先が頭側，外側に向かうよう傾けながらタップを進め，7～8mmの深度まで骨内に刺入する 図3b 。

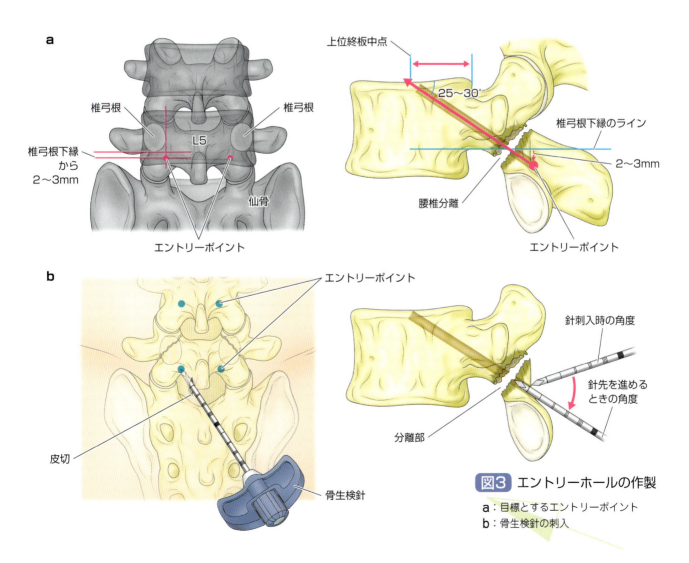

図3 エントリーホールの作製
a：目標とするエントリーポイント
b：骨生検針の刺入

:::: コツ&注意 NEXUS view

　骨生検針の針先は透視正面像では左椎弓根像の5時から11時の方向，右椎弓根像では7時から1時の方向に向かい，透視側面像では上位終板の中央部に向かう方向に調節するのが理想的である。
　分離症は関節突起間部の尾側/内側縁から発生して，頭側/外側に向かってそれぞれ伸展し，やがて完全分離となる。従って分離部固定術では，分離の発生起点となる尾側内側部をにできるだけ近い部位を固定する方法が分離ストレスに対抗する固定性を得るうえでは有利かつ合理的である。
　関節突起間部の尾側内側部付近を通過するCBTは，分離部のスクリュー固定に適した軌道であり，特にスクリューは側面透視画像で分離部のできるだけ中央～尾側寄りを捉え，さらに椎弓根の尾側1/2を通過するように挿入するのが理想的である 図4a 。
　CBT法では，椎弓の斜面に対して鋭角にスクリューを挿入しなければならない。そのため，ガイドとする生検針を椎弓面に対して鋭角に倒して刺入していくが，その際どうしても頭側にすべりがちとなる。図3 の目標のエントリーポイントよりも，実際には2mmほど尾側寄りのポイントから骨生検針の刺入を始めると，頭側へのすべりが生じて結果的に目標のエントリーポイントからの挿入となることが多い。

::::

:::: トラブル NEXUS view

　エントリーポイントが極端に頭側にずれてしまうと，HSCのスクリューヘッドを骨内に埋め込んだ際に，スレッドの一部が分離部にかかってしまい，固定性が悪くなる。またスクリューヘッドが骨内に入りきらず椎弓上に大きく露出した場合は，腰椎伸展位で上位椎の下関節突起とインピンジする可能性がある。これらのトラブルを避けるためにも骨生検針のエントリーポイントを十分尾側に設定する必要がある 図4b 。

::::

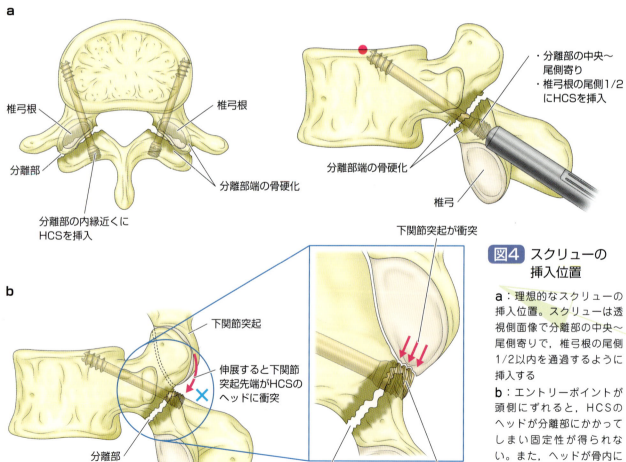

図4 スクリューの挿入位置

a：理想的なスクリューの挿入位置。スクリューは透視側面像で分離部の中央～尾側寄りで，椎弓根の尾側1/2以内を通過するように挿入する

b：エントリーポイントが頭側にずれると，HCSのヘッドが分離部にかかってしまい固定性が得られない。また，ヘッドが骨内に埋入できず，下関節突起と衝突する

5 ガイドワイヤーのCBTでの刺入

骨生検針の内套針を抜き，残した外套をガイドワイヤー刺入のガイドとして，HCSの1.6mm径ガイドワイヤーをパワーツールを用いてCBT法で刺入する．さらにガイドワイヤーの挿入を先端が椎体の骨皮質に当たるまで進めるが，神経障害防止の観点から皮質は貫通させないように注意する 図5 ．

ガイドワイヤーゲージで骨内刺入深度を計測するが，実際には椎弓に対してガイドワイヤーゲージ先端が斜めに当たるため，実測値から−2mmの長さのHCSを選択することが多い．40mm以上のHCSを使用する場合，固定性の観点からlong threadを選択する．

> **コツ&注意 NEXUS view**
>
> 分離部周囲は骨硬化していることが多く，ガイドワイヤー刺入時に抵抗を感じるが，骨生検針のハンドルをしっかりとCBTの方向に固定したまま保持し，粘り強く行うことで問題なく分離部を通過する．最終的にHCSの先端スレッドが椎体骨皮質を捉えるのが理想であるが，神経損傷を防ぐためガイドワイヤーでは皮質を貫通させないように注意する．

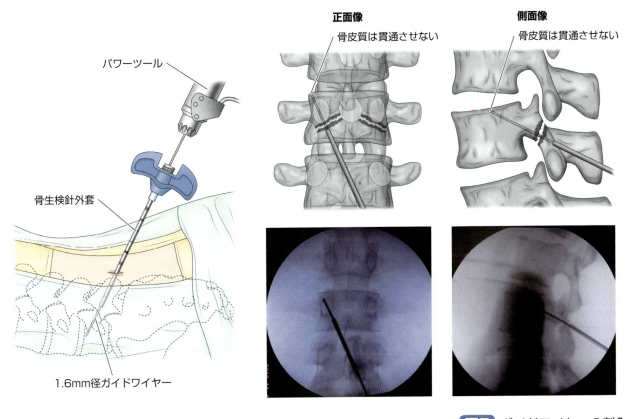

図5 ガイドワイヤーの刺入
神経障害防止のため，骨皮質は貫通させないようにする

6 先端までのcannulated predrilling

　骨生検針の外套を引き抜き，残ったガイドワイヤー越しにコンプレッションスリーブアタッチメントを椎弓に当たるまで挿入し，筋肉を外周性に圧排するダイレーターの代用とする 図6①．その外周にHCSのアウタースリーブを椎弓に当たるまで挿入したら内腔のアタッチメントを取り除く 図6②．

　アウタースリーブの内腔に3.2mm径のドリルスリーブを設置し 図6③，そのドリルスリーブとガイドワイヤーを介して，パワーツールに取り付けた3.2mm径中空ドリルでガイドワイヤーの先端までプレドリリングする 図6④．

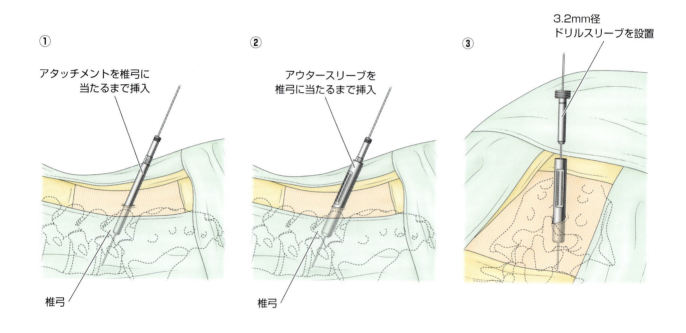

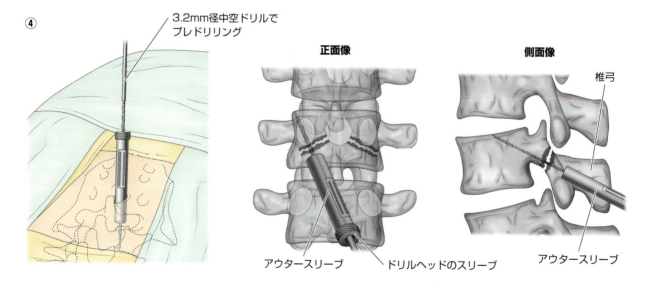

図6 先端までのcannulated predrilling
①：アタッチメントを代用した筋の外周性圧排
②：アタッチメントの外周にアウタースリーブを設置
③：アタッチメント抜去後にドリルスリーブを設置
④：3.2mm径中空ドリルでプレドリリング

7 エントリーホール部のcannulated predrilling

　ガイドワイヤーを残して，3.2mm径中空ドリル，ドリルスリーブおよびアウタースリーブを抜去する。残るガイドワイヤーを通してスクリューヘッド用中空ドリルを挿入し，スクリューヘッドを椎弓内に埋入するための近位端部骨孔を作製する。この手技はパワーツールを用いず，手回しハンドルを用いて，用手的にドリル先を1〜2回転させて行う。

8 HCSの引き寄せ圧迫スクリュー固定

HCSの挿入

　HCS挿入時の筋の巻き込みを防ぐため，再びコンプレッションスリーブアタッチメントを代用し，筋肉を外周性に圧排しながらその外周にアウタースリーブを設置する。

　アタッチメントを抜去後，コンプレッションスリーブハンドルにコンプレッションスリーブを装着し，その先に長さを決定したHCSを取り付ける。HCSをガイドワイヤーに通してアウタースリーブ内腔に挿入し，HCSを手回し操作で骨内に挿入する 図7a 。

　コンプレッションスリーブの先端が椎弓に到達したら，さらにスリーブを回して分離部のギャップを閉じて引き寄せ圧迫をかける 図7b 。

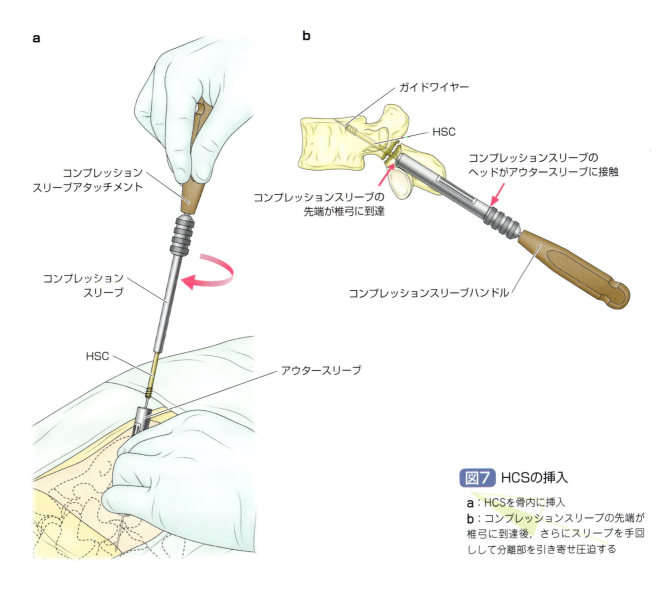

図7 HCSの挿入
a：HCSを骨内に挿入
b：コンプレッションスリーブの先端が椎弓に到達後，さらにスリーブを手回しして分離部を引き寄せ圧迫する

HCSの固定

コンプレッションスリーブハンドルを取りはずし，中空スクリュードライバーをコンプレッションスリーブを通してスクリューヘッドのドライバー孔に挿入する。そしてコンプレッションスリーブのヘッドを動かないように保持固定したままドライバーを回し，スクリューヘッドを骨内にカウンターシンクする 図8 。

スクリューヘッドを骨内に完全埋入させるには，ドライバーの緑，黄，赤のライン目盛りのうち，赤のライン目盛りが隠れるまでカウンターシンクする。

> **コツ&注意　NEXUS view**
> 過度な締め付けはHCSの先端スレッドの把持力喪失を引き起こす。HCS4.5では先端のピッチが1.75mm，すなわち1回転で1.75mm先端が進むのでそれ目安とし，分離部の間隙の広さを勘案して適度な引き寄せ圧迫をかける。

分離部の追加ドリリング（option）

発症から長期間経過した骨髄浮腫のない進行期分離など，分離部の骨癒合能が著しく低下していると判断される場合は，CBT法とは別の経路で，骨生検針とHCSガイドワイヤーを用いた分離部のドリリングを行い，分離部を新鮮化する処置を追加する。

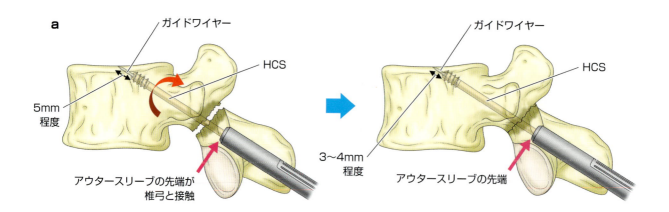

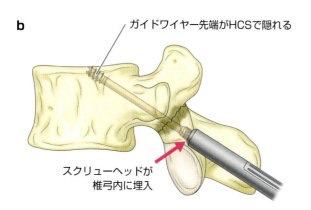

図8 HCSの固定
a：引き寄せ圧迫固定の前・後
b：スクリューヘッドのカウンターシンク終了後

9 洗浄・閉創

生理食塩水で軽く洗浄し，筋膜および皮膚を縫合して終了する。

10 後療法

術後，疼痛がなくなれば体幹半硬性装具固定下にジョギング程度までの強度でのランニングやスクワット，再発防止のためのjoint by joint theoryに基づいたコンディショニングを行う。原則として骨癒合確認後，スポーツ復帰用軟性腰椎装具に変更し，スポーツに段階的に復帰し，やがて装具も離脱させる。ノンコンタクトスポーツの場合，平均8週で元のスポーツに復帰可能である。

図9 に術後CTを示す。

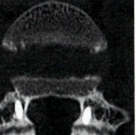
術後3日

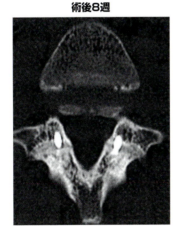
術後8週

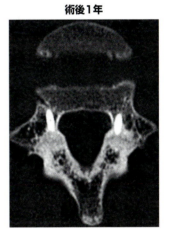
術後1年

図9 術後CT

16歳，男性。L4分離症。MRIで椎弓根高信号変化が消失した進行期分離症に対して経皮的CBTスクリュー固定術を行った。術後8週で骨癒合が得られ，術後1年時も再発を認めていない。

文献

1) Santoni BG, Hynes RA, McGilvary KC, et al. Cortical bone trajectory for lumbar pedicle screws. Spine J 2009；9：366-73.
2) Sairyo K, Sakai T, Yasui N, et al. Conservative treatment for pediatric lumbar spondylolysis to achieve bone healing using a hard brace：what type and how long？：Clinical article. J Neurosurg Spine 2012；16：610-4.
3) Matsukawa K, Taguchi E, Yato Y, et al. Evaluation of the fixation strength of pedicle screws using cortical bone trajectory：what is the ideal trajectory for optimal fixation？ Spine（Phila Pa 1976）2015；40：E873-8.
4) 松川啓太郎，谷口祥之. CBT（cortical bone trajectory）の基礎. OS NEXUS No.6 脊椎固定術 これが基本テクニック. 西良浩一編. 東京：メジカルビュー社；2016. p142-51.

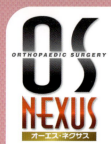

IV. 固定術のArt

胸椎OPLLに対する後方除圧矯正固定術
－手術成績と安全性向上のための工夫

名古屋大学大学院医学系研究科整形外科学　今釜　史郎
名古屋大学大学院医学系研究科整形外科学　石黒　直樹

Introduction

術前情報

●**手術適応**

　特に嘴状型胸椎後縦靱帯骨化症（ossification of posterior longitudinal ligament；OPLL）で脊髄圧迫が高度な症例が適応となる[1~3]。頚胸椎移行部でOPLLが小さく脊髄圧迫が軽度な症例や，前縦靱帯骨化を伴う脊椎固定性がすでに得られている症例は矯正固定術の適応外であるが，このような症例はむしろ少ない。

●**麻酔**

　全身麻酔で行う。胸椎OPLL手術において術中脊髄モニタリングは必須であり，モニタリングが可能になる静脈麻酔を術前に麻酔科に依頼しておく。術中の出血軽減のためには，高血圧とならないよう依頼することも重要である。

●**手術体位**

　4点支持フレームを用いた腹臥位とし，腹圧を下げ術中出血量を低減するようにする。胸椎OPLL症例ではBMI高値の症例が多く，フレームがfitするかどうか術前に確認しておく。また，多くの症例で高度脊髄障害を伴っている。術前にベッド上で体位変換によるわずかな脊椎アライメントの変化により脊髄症状増悪をみる，腹臥位－仰臥位テスト（prone and supine position test；PST）[1~3]が陽性の症例では，腹臥位をとるだけで容易に脊髄傷害を惹起するため，術前にX線室に4点フレームを持ち込み，患者の症状が増悪しない腹臥位をX線撮影しておくと，安全な術中体位決定の助けになる。

　手術部位は胸椎ではあるが，胸椎OPLLでは体位により頚椎の脊髄アライメントが変化し胸髄傷害に至る症例があるため，術前の体位決定の際には頚椎の体位も留意し（modified PST），術中は頭蓋固定器の併用が頚椎の体位調整に有用である。さらに術前のPSTが陽性の症例では，仰臥位のうちに脊髄モニタリングを導出しておき，腹臥位にした後もモニタリング波形を確認して，体位による脊髄傷害を生じていないように注意する。

手術進行

1. 皮切と椎弓の展開
2. 椎弓根スクリューによる後方片側仮固定（*in situ*）
3. 除圧（椎弓切除）
4. 術中エコー（1回目）による脊髄除圧の確認
5. Dekyphosis（胸椎後弯の矯正）
6. 術中エコー（2回目）による脊髄除圧の確認
7. 最終締結と骨移植
8. 洗浄と閉創
9. 術後のリハビリテーション

●術前準備

本手術のポイントは，可及的良好な脊髄除圧とインストゥルメントによる矯正固定術である。

まず安全な除圧を行うためには，胸椎OPLLの骨化は複雑に脊髄を圧迫しており，多くの症例で黄色靱帯骨化症（ossification of ligamentum flavum；OLF）を伴っているため，術前にMRIやCTで骨化と脊髄圧迫の関係をしっかりと頭に入れておく 図1 。骨化の連続性，不連続性の把握も骨化切除の際に重要である。

次に金属による良好な矯正固定のためには，術前検査で椎弓根スクリューが挿入できるかどうか椎弓根を評価し，前縦靱帯の連続など矯正固定の阻害因子はないか，（OPLL症例では少ないが）骨粗鬆症はないかを確認しておく。

前述のPSTは，術前の脊髄障害の程度や術中の至適な腹臥位の把握に必須である。

これらの理学所見や画像所見を十分に評価し，除圧と固定範囲を決定する。良好な胸椎後弯の矯正（dekyphosis）を行うためには椎弓切除範囲を含め，最低頭側3椎，尾側3椎の固定を要する。

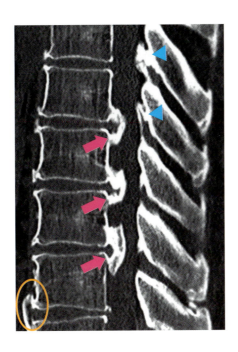

図1 脊柱靱帯骨化症のCT矢状断像
矢印：後縦靱帯骨化症
矢頭：黄色靱帯骨化症
丸：前縦靱帯骨化症

❶ 本術式は前方から脊髄を圧迫している胸椎OPLLの切除はせず，後方を椎弓切除で可及的に除圧し，さらに胸椎の後弯をインストゥルメントで矯正して脊髄の後方移動を図ることによる脊髄間接的除圧を最大限に得る方法である。前方法に比べ，多椎間の胸椎OPLL症例に対応でき，胸腔内への髄液漏のリスクが少ない。

❷ 術前PSTも含め，細かい術前準備が重要であるが，高度脊髄障害を生じている症例は腹臥位自体がさらなる脊髄障害の一因となるため，まず適切な腹臥位をとること，的確でスピーディな手術操作による術中出血量と手術時間の短縮，術中脊髄モニタリング低下を生じた際のレスキュー操作[1]が，良好な手術成績を得るために必須である。

手術手技

1 皮切と椎弓の展開

予定手術範囲の後方正中切開を行う。固定範囲頭尾側の椎間関節や棘上靱帯は，将来の固定隣接傷害予防のためにも温存しなければならない。広範囲の展開を要する症例も多いため，人手がある場合は両側から同時に展開すると出血量と手術時間の短縮につながる 図2a 。本手術はハイリスクな手術であるので術前準備を含め人員はできるだけ多く確保し，スピーディな手術に努める。確実な固定術を行うには，固定範囲の椎弓と椎間関節の軟部組織は骨癒合の妨げになるため，徹底的に切除する 図2b 。

> **コツ&注意 NEXUS view**
>
> 本術式は広範囲除圧と後方固定を行うため，展開操作はできるだけ短時間で出血を極力少なく抑えることがポイントである。後述の後方仮固定までの脊椎アライメント変化を避ける必要があるため，展開の際には，固定範囲も含めた棘上靱帯の温存に努めなければならない。

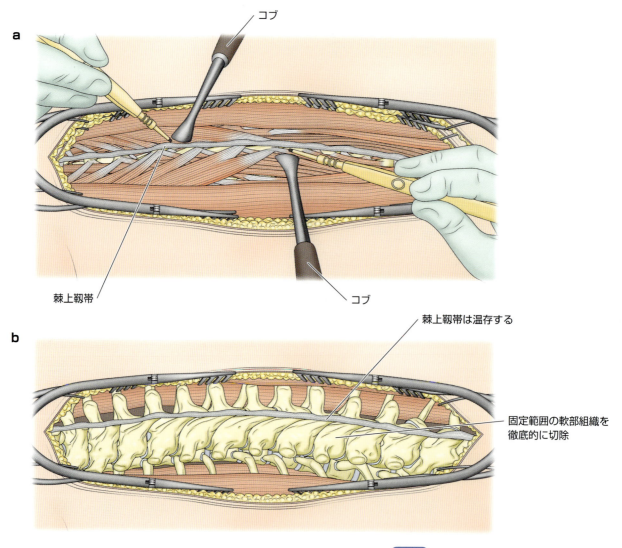

図2 後方の展開
a：展開は可能な限り出血を抑え，手早く行う。
b：固定範囲は軟部組織を残さず骨を露出する。

2 椎弓根スクリューによる後方仮固定（in situ）

　椎弓切除による除圧を先に行うと後方支持組織が破綻し，わずかな胸椎のアライメント変化により胸椎OPLLによる脊髄圧迫が増強し，術中脊髄麻痺を惹起するため，椎弓切除前に椎弓根スクリューとロッドで片側を後方仮固定する。胸椎の椎弓根スクリューは，術前CTで評価した安全かつ固定性の得られるスクリュー径と長さをあらかじめ決めておき，スピーディに挿入する。スクリュー挿入の際，脊髄後方除圧前であるため，脊椎を押さえるような粗暴なスクリューの挿入はスクリュー挿入操作による脊髄麻痺の原因となる。

　脊椎を極力押さえずスクリューの回転を意識しスクリュー挿入を行う。固定範囲のすべての椎弓根にスクリューを挿入する"full segmental screw fixation"が手術成績向上に有利であるため[4]，左右すべての椎弓根にスクリューを挿入する 図3a 。

　現在の胸椎後弯とまったく同じに曲げたロッドを片側に設置し 図3b ，脊髄モニタリング波形で仮固定が脊髄に負荷をかけていないことを確認する。

コツ&注意 NEXUS view

　椎弓根スクリュー挿入の際，術中透視やナビゲーションの使用は安全性を高めるが，スクリュー挿入操作や確認に時間がかかると，可及的早期の除圧固定が達成できない。執刀前のレベル確認のためのX線側面像を参考にスクリューの挿入方向を確認しておき，術中画像の補助なしに椎弓根スクリューを挿入する準備が重要である。

　スクリュー挿入操作中に術中脊髄モニタリングの低下を生じた場合は，仮固定後の後方除圧を優先するために，固定側頭尾側の最小限のスクリュー挿入後ロッド仮固定とし，椎弓切除操作に移る。後方除圧終了後，挿入していない椎弓根スクリューを挿入し矯正操作を行う。

　仮固定時にも片側full segmentalスクリュー固定のほうが胸椎アライメント保持には有利だが，脊髄再狭窄部位へのスクリュー挿入は脊髄麻痺のリスクが高いため，挿入時には特に慎重に操作する。そのままの形（in situ）で仮固定せず，後弯矯正がわずかでもかかると脊髄除圧前であるため脊髄麻痺につながってしまう。椎弓切除前のアライメント変化を生じないように十分に留意し，やむを得ない場合にはpolyaxial screwの使用や仮固定時のチタン合金ロッド使用も一助となる。

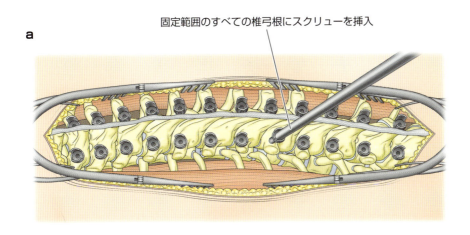

固定範囲のすべての椎弓根にスクリューを挿入

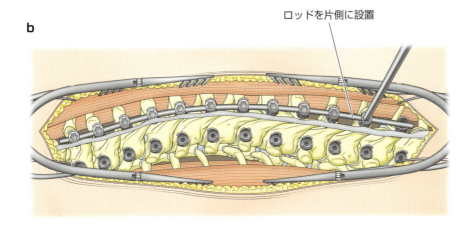

ロッドを片側に設置

図3 椎弓根スクリュー挿入と片側ロッド仮固定
a：脊髄に愛護的にfull segmental screw fixationを行う。粗暴な挿入で椎体を押し脊髄を傷害してはならない。
b：片側ロッド仮固定は必ずin situで行う。

3 除圧（椎弓切除）

　仮固定後は棘上靱帯とともに棘突起を切除してもよい。胸椎OPLL手術例では，脊髄が前方からOPLLによって高度圧迫されると同時に後方にシフトしており，さらにOLFと挟まれ高度狭窄を呈した症例も多いため，椎弓両側に側溝を作製し，一塊に椎弓を切除する方法は容易に術中脊髄麻痺を引き起こす。

　また，OLF部では硬膜が骨化した症例も多いことから，まず頭側か尾側の健常な部位をエアドリルで椎弓切除し正常硬膜を確認後，徐々に椎弓切除を進める。エアドリルのスチールバーで広範囲を手早く削り，硬膜付近は適宜ダイヤモンドバーも併用し 図4a ，椎弓を少しずつ菲薄化し，紙のように薄くなった椎弓を剥離子で剥離して椎弓切除を行う 図4b 。

　小さな骨片でも骨片剥離切除時のシーソー様運動により，容易に脊髄傷害を引き起こすことを肝に銘じる必要がある。術前CTでOPLLにより高度脊髄圧迫を有する部位は，椎間関節も一部切除し脊髄側方から硬膜管拡大を得るほうが，脊髄後方からの除圧操作によるダイレクトな脊髄障害を防止できる。OLF切除の際は椎弓や椎間関節との連続性が絶たれると大きな骨化巣が浮いた状態になり，脊髄を押さえずに切除することが困難になるため，術前画像でOLF切除の手順を確認しておく。

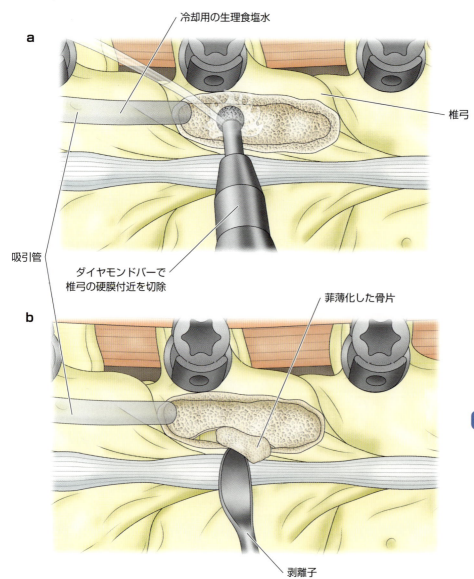

図4 椎弓切除による脊髄後方除圧

a：ダイヤモンドバーで発生する熱を生理食塩水で冷却する。
b：できるだけ椎弓を菲薄化し，剥離子で骨片を持ち上げ浮き上がらせるように椎弓切除を行う。骨片のシーソー様運動による脊髄圧迫を避けなければならない。

ダイヤモンドバー使用時は熱による脊髄障害も懸念されるため，随時水による冷却が必須である 図4a 。左右の椎弓切除幅は，次のdekyphosis手技のためにも，椎弓根内側縁を基本とし，硬膜管の後側方が目視できるまで十分に椎弓切除を行う 図4c 。

> **トラブル　NEXUS view**
>
> 慎重な除圧操作によってもエアドリルで椎弓切除を行うこと自体がわずかな脊髄傷害を生じうる。随時脊髄モニタリング波形をチェックし，除圧中に波形が低下した際は除圧操作をいったん休止し，術野を温生食水で満たし，血圧上昇などを行って脊髄の休息を得る。数分後，脊髄モニタリング波形の回復が得られたら，再び迅速な椎弓切除操作を行う。スピーディな手術操作が必須といえども，手術中の不可逆な脊髄障害は避けなければならない。

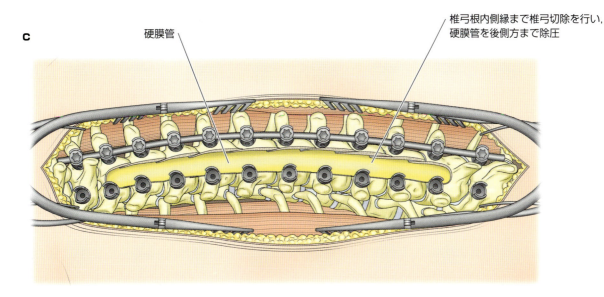

図4 椎弓切除による脊髄後方除圧（つづき）
c：椎弓切除は椎弓根内側縁まで行い，硬膜管の後外側が目視できるようにする

4 術中エコー（1回目）による脊髄除圧の確認

椎弓切除後，術中エコーで脊髄除圧の程度と脊髄の拍動を確認する。本術式では脊髄前方のOPLLを切除しないため，OPLLによる脊髄圧迫はある程度残存するが，当科では術中エコーの矢状断像で脊髄が浮上，あるいは脊髄中心管が確認できれば可と判断している。通常，1回目のエコーでは脊髄の除圧はまだ十分でなく，頭尾側の脊髄除圧と，冠状断像での左右椎弓切除の程度をdekyphosis前に確認することが目的である。

> **コツ&注意　NEXUS view**
>
> 次のdekyphosis手技では脊椎のアライメントが変わるため，椎弓切除不足による脊髄圧迫の残存があれば，dekyphosis手技時の脊髄傷害の原因となる。左右の椎弓切除が十分か，頭尾側のOLF残存がないかなど，エコーでもしっかりと確認する。

5 Dekyphosis（胸椎後弯の矯正）

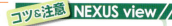

　Full segmental screw fixationのために挿入すべき椎弓根スクリューがあれば挿入する。胸椎後弯を現在よりも10°程度矯正できるようにロッドベンディングを行う。
　ロッドの曲げ戻りを防ぐため，椎弓根スクリューの固定性がよければ現在最も強固な6.0mm径のコバルトクロムロッドを2本準備する。脊髄モニタリングが不安定で脊髄がcriticalな状態であれば，仮固定していない側の頭側に，尾側を12〜3°浮き上がらせたロッドを設置し，仮固定のスクリューヘッドを弛めると同時に素早く片側で尾側のセットスクリューを設置していき，片側ロッドをcantileverでdekyphosisを行う。脊髄モニタリングが安定していれば，両側同時にcantileverを行うほうがdekyphosisには有利である 図5a 。スクリュー間にcompression forceをかけ，さらに後弯を減じる 図5b 。
　Compression追加はdekyphosis追加に加え，脊髄短縮に伴う脊髄血流増加効果も期待できると考えている。除圧時と同様，脊髄へ負荷をかける可能性があるため，術中脊髄モニタリングには常に注意を払う必要がある。

> **コツ&注意 NEXUS view**
> 椎弓根スクリューの固定性に不安がある場合は，頭側の椎弓切除していない椎弓にサブラミナワイヤリング（ネスプロンケーブル®，アルフレッサファーマ社）を併用するとdekyphosis時のスクリューバックアウト防止となる。術前画像で胸椎のflexibilityが乏しい場合は椎間関節を切除し，Ponte osteotomyが有用な症例もある[5]。しかしoteotomyは出血量が増え，連続する前縦靱帯骨化椎間には効果がないため，すべての症例に用いることなく，術前画像評価が重要である。

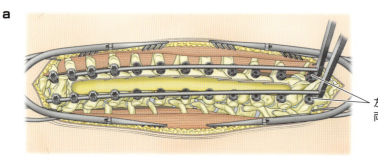

左右2本のロッドを両方同時に押し込む

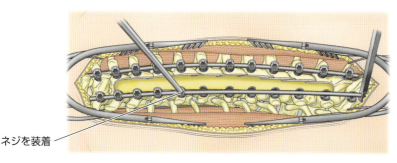

ネジを装着

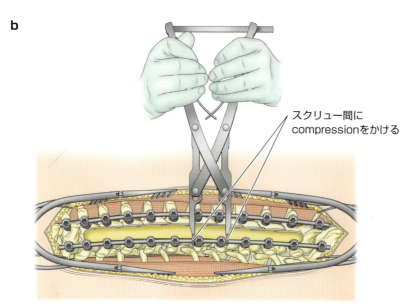

スクリュー間にcompressionをかける

図5 Dekyphosis
a：頭側3〜4つのスクリューにロッドを締結し，尾側のロッドをゆっくり押し込むことでcantilever forceをかけてdekyphosisを行う。脊髄モニタリングが安定していて可能であれば，両側同時のdekyphosis操作が有効である。
b：スクリュー間にcompressionをかけ，dekyphosisを加えてさらなる脊髄間接除圧を得る。脊髄短縮に伴う脊髄血流増加効果も期待できる。

6 術中エコー（2回目）による脊髄除圧の確認

Dekyphosis手技により脊椎と脊髄アライメントが変化し，間接的脊髄除圧が行われていることを確認する．脊髄の浮上や動きの改善，脊髄中心管の確認ができれば除圧の状態は可と判断する．もし脊髄除圧が不十分であれば，in situ bending操作で両側のロッドの後弯をさらに減じて，より脊髄間接除圧を得ることができる 図6 ．エコーで最終の脊髄除圧を確認する．

> **トラブル NEXUS view**
>
> 脊髄除圧が不良の場合は胸椎OPLL切除による除圧を要する症例もある．当科では2期的に後方進入脊髄前方除圧術（RASPA法）[2]を行っているが，後方除圧矯正固定術と同時の手術は患者の侵襲が大きい点で避けるようにしている．胸椎OPLL切除を要する因子も報告しているが[2]，脊髄除圧が必ずしも十分でなくても固定術併用により手術後改善がみられる症例があることから，本術式に胸椎OPLL切除を同時に行う適応は，今後の検討を要する．

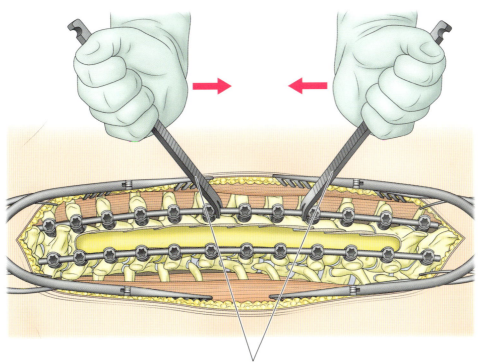

In situ benderでさらに後弯を減じて脊髄間接除圧を得る

図6 *In situ* bending

脊髄除圧がエコーで不十分であればin situ benderを使用しさらに後弯を減じて脊髄間接除圧を得ることができる．ただし，胸椎OPLLを切除しない本術式でのin situ bendingの手技は術中脊髄傷害のリスクを伴うため，必要に応じて行う際には，脊髄モニタリング監視下に慎重にゆっくり行う．

7 最終締結と骨移植

インストゥルメントの最終締結を行い，適宜クロスリンクを使用して強固な固定を目指す．椎間関節をエアドリルでdecorticationして，棘突起を細かく粉砕した局所骨をしっかり骨移植する 図7 。

> **コツ&注意 NEXUS view**
> 椎間のdecorticationはロッド装着前に行うほうが簡単だが，dekyphosisを含めた脊髄の除圧と固定を最優先とするため，この段階でdecorticationしている．ロッド装着後のため対側からエアドリルを使用し，ロッド下の椎間関節をdecorticationすると容易である．

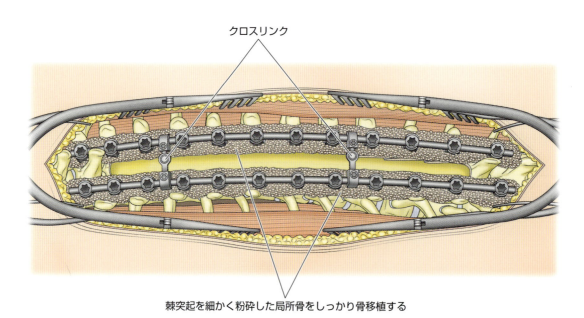

クロスリンク

棘突起を細かく粉砕した局所骨をしっかり骨移植する

図7 インストゥルメントの最終締結と骨移植
Decorticationの後，十分な骨移植を行う．

8 洗浄と閉創

　糖尿病の合併症例も多く，手術創も大きいことが多いため，大量の生理食塩水で洗浄を行い，感染予防に当科ではバンコマイシンパウダーを適宜使用している。ドレーンは術後血腫による下肢麻痺を防ぐために重要であり，太いドレーンを2本術野に挿入する。筋膜を死腔なく合わせタイトに閉創する必要があるが，最近ではスピーディに強固な縫合が可能なSTRATAFIX® Symmetric PDS PLUS®（ETHICON社）を使用している。浅層の創癒合不全も深部感染につながることもあるため，皮膚のアダプテーションも良好でなくてはならない。

9 術後のリハビリテーション

　術後数日でドレーンが抜去できるまでベッド上安静とするが，術後リハビリテーションが脊髄症状回復に必須であるため，離床前のベッド上の際から下肢のリハビリテーションを開始する。

文献

1) 今釜史郎, 安藤　圭, 小林和克, ほか. 胸椎OPLLの手術治療 より安全にそして確実を目指して. 整外Surg Tech 2017；7（2）：184-92.
2) Imagama S, Ando K, Ito Z, et al. Risk factors for ineffectiveness of posterior decompression and dekyphotic corrective fusion with instrumentation for beak type thoracic ossification of the posterior longitudinal ligament：a single institute study. Neurosurgery 2017；80：800-8.
3) Imagama S, Ando K, Kobayashi K, et al. Factors for a good surgical outcome in posterior decompression and dekyphotic corrective fusion with instrumentation for thoracic ossification of the posterior longitudinal ligament：prospective single-center study. Oper Neurosurg 2017；13：661-9.
4) Imagama S, Ando K, Kobayashi, et al. Atypical vertebral column fracture at the middle of fused area after instrumented posterior decompression and fusion surgery for beak type thoracic ossification of the posterior longitudinal ligament. J Orthop Sci 2018；23：1100-4.
5) Ando K, Imagama S, Ito Z, et al. Ponte osteotomy during dekyphosis for indirect posterior decompression with ossification of posterior longitudinal ligament of the thoracic spine. Clin Spine Surg 2017；30：358-62.

骨粗鬆症脊椎手術のArt

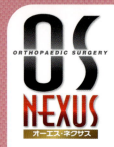

V. 骨粗鬆症脊椎手術のArt

TSDを用いた後方固定術

香川県立中央病院整形外科　生熊　久敬
岡山大学大学院医歯薬学総合研究科生体機能再生・再建学（整形外科）　高尾真一郎
香川県立中央病院整形外科　井上　洋一

Introduction

術前情報

●手術適応

　The transdiscal screw for diffuse idiopathic skeletal hyperostosis（TSD）は，びまん性特発性骨増殖症（diffuse idiopathic skeletal hyperostosis；DISH）を伴う脊柱骨折に対する後方固定のアンカー，変性疾患に対する後方固定のアンカーである。基本的に骨増殖性変化や加齢性変化などで癒合し，可動性が消失した椎間が適応である。

　動きのある椎間や頚椎に対するTSDは，現時点で著者らには経験がない。

●麻酔

　全身麻酔で行う。

●手術体位

　腹臥位もしくは側臥位の両方で可能である。術者の慣れという点で基本的に腹臥位にて行うことが多い。脊柱後弯変形が強い症例や骨折部が脊柱管狭窄部に一致している症例などで，腹臥位にて骨折部の過度の開大や神経障害の可能性が考えられる場合は，側臥位で自然な脊柱アライメントでの手術を心掛ける。

●術前評価

　術前に椎弓根が5mm以上の直径をもっているか，目標の椎間が確実に癒合しているかを確認する。

●使用するスクリュー

　経皮的椎弓根スクリュー（percutaneous pedicle screw；PPS）を使用する。基本的に術中CTナビゲーションを用いて挿入する。

●DISHを伴う外傷症例の問題点

　DISHは広範に癒合した脊柱に生じるstress shielding effectにより，椎体内の骨密度は著明に減少していることが多い[1]。そして，長いlever armによる骨折部位への応力集中が生じるため，スクリューの弛みやconstructの破綻をきたしやすく，現在では3 above-3 belowによる長範囲の後方固定が推奨されている[2]。また，高齢者に多い外傷であることから長範囲固定の手術侵襲が問題である。

手術進行

1. 術中CTナビゲーションのセッティング
2. 皮切
3. TSDの挿入
   ・終板の貫通
   ・ガイドワイヤーの刺入
   ・スクリュー（TSD）の挿入
4. ロッドの挿入
5. 閉創
6. 後療法

●TSDの特徴

　TSDはDISHの脆弱骨においても比較的強度が保たれている終板を貫通することより，従来の椎弓根スクリューよりも強固な固定性が期待でき定範囲やインプラント数を低減しうるスクリューである 図1 。

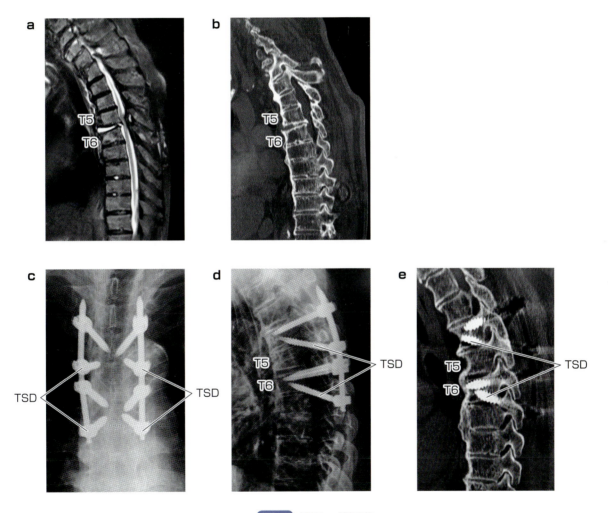

図1 術前・後画像

78歳，男性。DISHを伴うT5/6での伸展損傷。脊柱は広範囲のDISHを認める。TSDと従来の椎弓根スクリューを組み合わせた2 above 2 belowでの後方固定を行った。術後12カ月，インプラントの弛みはなく骨癒合が得られている。
a：術前MRI側面像
b：術前CT側面像
c：術後12カ月X線正面像
d：術後12カ月X線側面像
e：術後12カ月CT側面像

● TSDの理想的な挿入点と軌道

TSDの挿入点 図2

胸椎：横突起幅の中央線上で横突起基部にあたる部分。

腰椎：副突起。

TSDの軌道 図3

椎弓根内を頭側へ向かい1枚目の終板の後外側部分を貫通させる。この部分を貫通させることで2枚目の終板の中央外側を貫くことができ，より長いスクリュー（現行のPPSで最も長い55mm長）が挿入できる。終板の強度は，胸椎では外側領域，腰椎では後外側領域が最も強いため[3,4]，なるべくこの部分をTSDが貫通するようにする。これにより骨粗鬆の強い症例でも，従来の椎弓根スクリューに比較して良好な固定性が得られる。

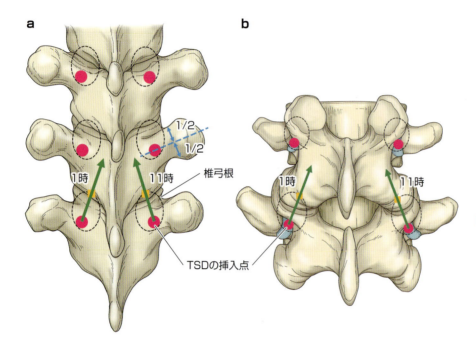

図2 TSDの挿入点

緑矢印はTSDの挿入方向。
a：胸椎。横突起幅の中央線上で横突起基部にあたる部分に挿入する。
b：腰椎。副突起の基部にあたる部分に挿入する。

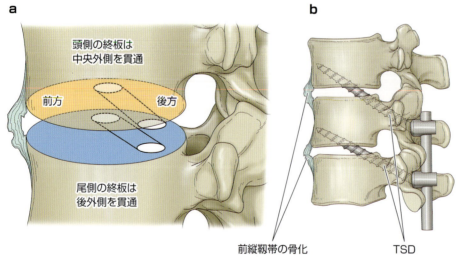

図3 実際のTSDの軌道

a：1枚目の終板は後外側を貫通し，2枚目の終板は中央外側を貫通する。
b：実際のTSDの軌道（側面像）。

❶ スクリューは終板の強度が最も強い後方から側方部分を貫通するようにする。
❷ スクリュー挿入はガイドワイヤーを用いるとスムーズである。

手術手技

1 術中CTナビゲーションのセッティング

まず，インストゥルメンテーションを予定している範囲で中央の棘突起にナビゲーション用リファレンスフレームを設置する 図4a 。透視装置とともにナビゲーションに認識させて，インストゥルメンテーションを予定している脊椎の三次元透視像を取得する 図4b 。取得された画像データをナビゲーションシステムへ転送すると自動でレジストレーションが完了し，ナビゲーションがスタートされる 図4c 。

> **コツ&注意 NEXUS view**
>
> リファレンスフレームを設置する際には，弛まないようにしっかりと骨に把持させる。手術中は術者や助手の手が不意にリファレンスフレームに当たったり，ハンマーなどによる振動で弛むことがあるため定期的にチェックする必要がある。リファレンスフレームが弛むとナビゲーション精度が著明に低下し，非常に危険である。透視装置はいつでも使えるように準備しておく。

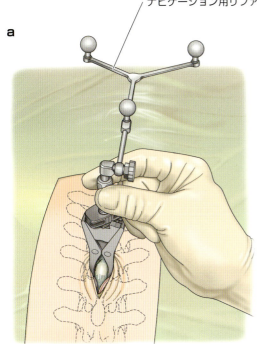

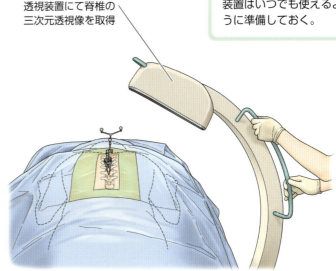

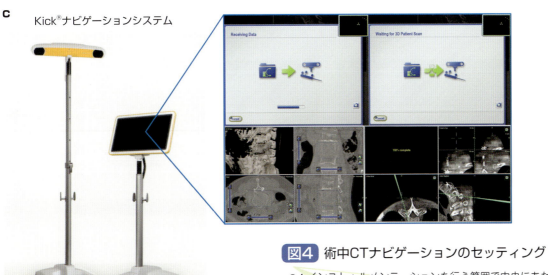

図4 術中CTナビゲーションのセッティング
a：インストゥルメンテーションを行う範囲で中央にあたる棘突起にナビゲーション用リファレンスフレームを設置する。
b：術中三次元透視画像を取得する。
c：画像データをKick®ナビゲーションシステム（Brainlab社）に転送する。

2 皮切

ナビゲーションを利用してTSDの挿入経路を確認し 図5，その経路に相当する部分に皮切を加える。1本のTSDに1つの小切開を行う。

> **コツ&注意　NEXUS view**
> TSDはスクリュー挿入角が急峻であるため，皮切は縦皮切がよい。隣接する皮切が非常に近い場合は，それぞれの皮切をつなげてスクリュー挿入操作の際に無理な力が皮膚に加わらないようにする。こうすることでスクリュー挿入角度もつけやすくなる。

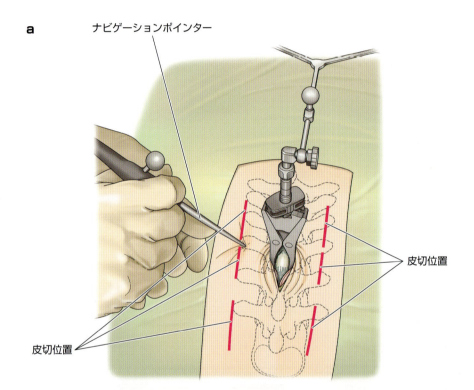

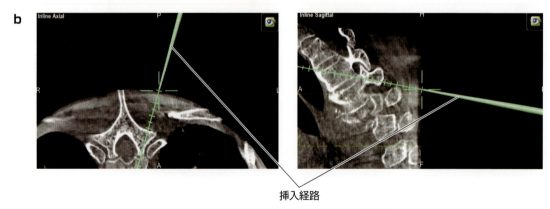

図5　皮切
a：ナビゲーション用ポインターでTSDの軌道を皮膚上から確認している際のナビゲーション画面。
b：ナビゲーション画面に従い，皮切部を決定する。

3 TSDの挿入

終板の貫通

ナビゲーション用中空型スリーブを用いて2枚の終板を貫通する 図6 。

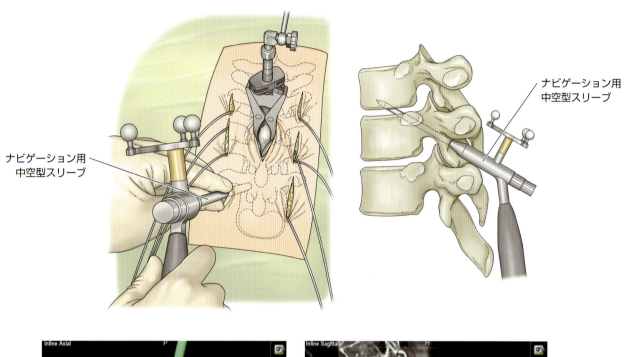

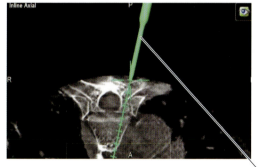
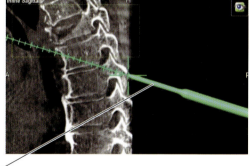

挿入経路

図6 スリーブを用いた終板の貫通
ナビゲーション画面で確認しながら，ナビゲーション用中空型スリーブ（先端4mm径）を用いて2枚の終板を貫通する。

ガイドワイヤーの刺入

すべてのスクリュー（TSD）の挿入経路にガイドワイヤー（S-wire，田中医科器械製作所）を刺入する 図7 。

> **コツ&注意　NEXUS view**
>
> ガイドワイヤーを用いることで硬い終板を確実にタッピングでき，スクリューも作製した骨孔に正確に誘導され挿入できる。スクリューの挿入に先立ってすべてのスクリュー（TSD）の挿入経路にガイドワイヤーを刺入する理由は，タッピングやスクリュー挿入時の手術機械の回旋操作がナビゲーション精度を経時的に低下させやすいためである。
>
> ガイドワイヤーを使用する以上，椎体前壁穿破[5]に注意しながら手術を行わなければならない。ナビゲーションを用いながらの手術操作ではあるが，透視装置も設置しておき，側面像を確認しながら手術を行うことが望ましい。また，ワイヤーの先端が撚り線加工になっているS-wireを使用することで，椎体前壁穿破の可能性を低減できる。
>
>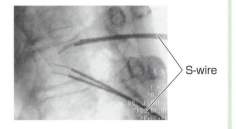

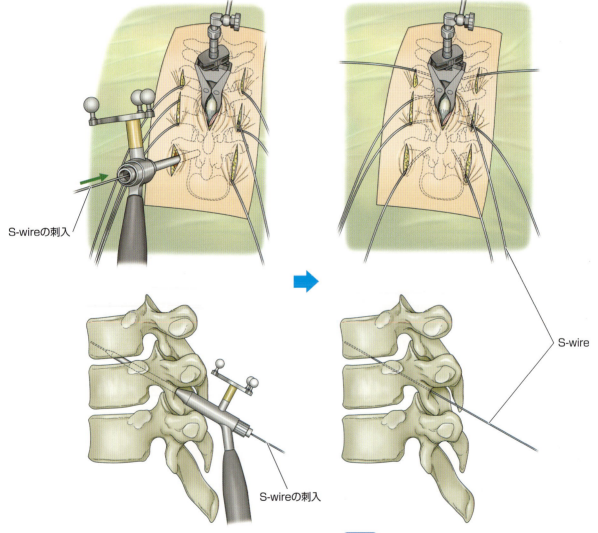

図7 ガイドワイヤーの刺入
スリーブの内筒を除去してガイドワイヤーを刺入し，すべてのスクリュー（TSD）の挿入経路にガイドワイヤーを刺入する。

スクリュー（TSD）の挿入

すべてのガイドワイヤーが刺入されたら，タッピングおよびスクリュー（TSD）の挿入を行う 図8 。タッピングは2枚目の終板までで十分である。

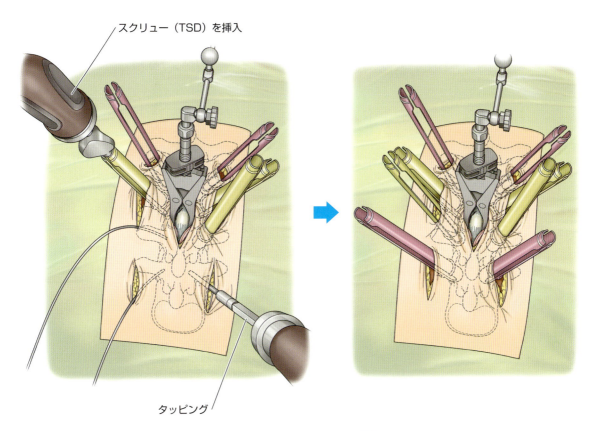

図8 スクリュー（TSD）の挿入
ガイドワイヤー越しにタッピングとスクリュー（TSD）の挿入を行う。

4 ロッドの挿入

　頭側端と尾側端のスクリュー間の長さを計測し，ロッド端が頭尾側のスクリューヘッドから約5～10mm出る長さをロッド長とする。ロッドベンディングが必要であれば適宜行う。専用のロッドホルダーにロッドを装着し，頭側端もしくは尾側端の皮切部から経皮的に挿入する 図9a 。各スクリューにセットスクリューを挿入しロッドを締結，コンストラクトを完成させタブを除去する 図9b 。スクリュー間に圧迫力や牽引力をかける必要はない。

> **コツ&注意　NEXUS view**
>
> 　ロッドは比較的長くなるため挿入方向にコツがある。骨折部位が胸椎高位では尾側から，腰椎高位では頭側からロッドを挿入すると操作が簡便である。
> 　タブとスクリューが一体になっているPPSは，タブを除去する際に途中で折れて創内に遺残しないよう確実に付け根から除去する。

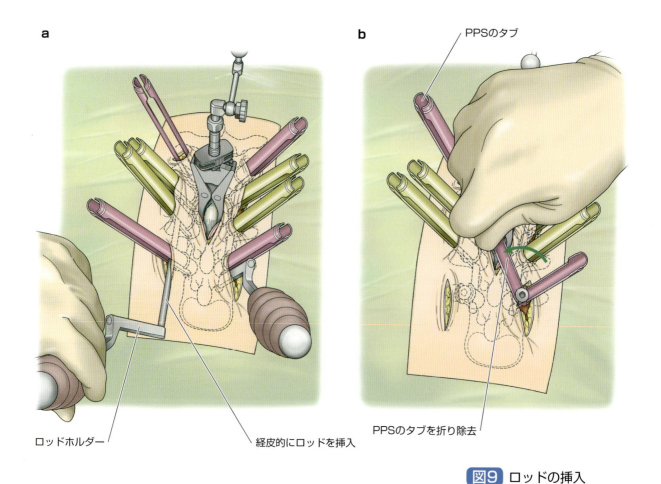

図9 ロッドの挿入
a：経皮的にロッドを挿入する。
b：セットスクリューでロッドの最終締結後，PPSのタブを除去する。

5 閉創

インストゥルメンテーションはすべて経皮的操作であるため，ドレーンを留置する必要はない。手術創内を生理食塩水で十分洗浄し，筋膜を1-0PDS®，皮下組織を3-0PDS®（ETHICON社）でしっかり縫合する。創表面は皮膚固定用テープ類で固定する 図10 。

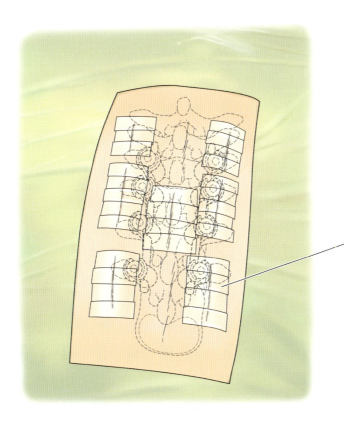

ステリストリップ™テープ

図10 創閉鎖
皮下組織はなるべくしっかりと縫合し不必要な術後出血が起こらないようにする。創表面はテープ類で固定する。

6 後療法

術後は硬性コルセットを着用し，痛みに応じて早期離床を図る。コルセット装着期間は骨癒合の状況に応じて症例ごとに決定する。一般的には，臨床症状として骨折部の痛みがないことや画像上の骨折椎体の骨硬化の増強や骨折椎体周囲の骨架橋などが認められるとコルセット除去の目安となる。骨癒合の評価はCTで行うとわかりやすい。

文献

1) Westerveld LA, Verlaan JJ, Oner FC. Spinal fractures in patients with ankylosing spinal disorders : a systematic review of the literature on treatment, neurological status and complications. Eur Spine J 2009；18：145-56.
2) Caron T, Bransford R, Nguyen Q, et al. Spine fractures in patients with ankylosing spinal disorders. Spine 2010；35：E458-64.
3) Xavier F, Jauregui JJ, Cornish N, et al. Regional variations in shear strength and density of the human thoracic vertebral endplate and trabecular bone. Int J Spine Surg 2017；11：7.
4) Grant JP, Oxland TR, Dvorak MF. Mapping the structural properties of the lumbosacral vertebral endplates. Spine 2001；26：889-96.
5) 生熊久敬, 上甲良二, 石橋勝彦. 腰椎経皮的椎弓根スクリュー手技の関連合併症. J Spine Res 2015；6：1719-29.

V. 骨粗鬆症脊椎手術のArt
HA顆粒によるPPS固定の補強

東北大学大学院医学系研究科整形外科学　菅野　晴夫

Introduction

　経皮的椎弓根スクリュー（percutaneous pedicle screw；PPS）固定は低侵襲な手技で脊椎の安定化をはかる方法で，変性疾患をはじめ外傷や感染，腫瘍性疾患などのさまざまな手術に広く用いられている．骨粗鬆症脊椎に対するPPS固定は，骨脆弱性のために十分なスクリューの固定性が得られにくい．また，通常のPPS固定は骨移植による後方固定がなく，ロッドを連結するトランスバースコネクターも使用できないために，強固な固定性の維持に不利な点を有する．

　従来のopen法のスクリュー固定には，フックやネスプロン®テープ（アルフレッサファーマ社），hydroxyapatite（HA）stick（HOYA Technosurgical社）などを用いたさまざまな補強法があるが，PPS固定には確立された補強法がなかった[1]．そこで著者らはPPS挿入時にガイドワイヤーを刺入したままで，経皮的にスクリュー孔へHA顆粒を挿入できる新規デバイスを開発し，新たな補強法として手術に使用している．本法は生体力学的解析によって固定性向上のエビデンスが得られており，PPSのより強固な固定性の獲得が期待できる[2]．

術前情報

●本法の適応

　胸椎あるいは腰仙椎にPPS固定を行う手術において，骨粗鬆症などに伴う骨脆弱性があり，強固なスクリュー固定が得られにくい症例が適応となる．また，脊椎強直に伴って椎骨の骨質が悪化している例なども適応となる．

　後述の術前検査より，骨形態や骨脆弱性を評価して，本補強法の適応を判断するための参考とする．また，術中のガイドワイヤーやタッピング時に手に感じる挿入抵抗の強弱から，骨脆弱性の程度を推察して，本補強法の要否を決める参考にしてもよい．

●術前検査

　骨粗鬆症に関する各種検査を行って，骨脆弱性の程度を調べる．

　X線像やCT，MRIで病態を正確に把握し，脊椎の骨形態や脊柱アライメントを十分評価して，適切なインプラントと固定範囲を選択する．

　CT上で使用するスクリューの適切な径と長さを計測する．スクリュー挿入部周囲に骨硬化がないか，スクリューを挿入するための椎弓根内径の十分な大きさがあるかなどもチェックする．

●手術体位

　通常，体位は腹臥位で行う．術中X線透視で手術部位の脊椎正面像と側面像がしっかりみえることを確認する．

手術進行

1. ガイドワイヤー刺入，タッピング
2. インサーター外筒の挿入
3. HA顆粒の挿入
4. インサーター内筒の挿入，HA顆粒の圧入
5. インサーター抜去，PPS挿入

●HA顆粒・使用器具

HA顆粒 図1a

PPS補強用の人工骨としてHA（ハイドロキシアパタイト）顆粒を使用する。HA顆粒はアパセラム-FX PPSグラフト（顆粒径1〜2mm，気孔率50％，HOYA Technosurgical社）を用いる。これは従来からopen法のスクリュー固定の補強に広く用いられている人工骨材料HA stick[3,4]とほぼ同等の成分となっており，生体使用における安全性が確認されている。

専用インサーター 図1b

インサーターは，①HA顆粒を入れる漏斗部をもった外筒，②HA顆粒をスクリュー孔へ押し込むための内筒，③内筒を打ち込むためのスライドハンマーからなる。

現在，外筒は径5.5mmと径6.5mmのものがあり，スクリュー孔のサイズによって使い分けることができる。この専用インサーターは現在HOYA Technosurgical社から提供されており，実際の手術で使用可能である。

●PPSおよび手術器械

通常のPPS固定の手術器械はすべて使用できる。ガイドワイヤーを使用し，タッピングを行った後にPPSを挿入する器械システムであれば，インプラントの種類を問わず使用可能である。

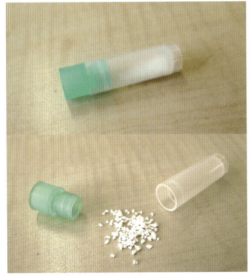
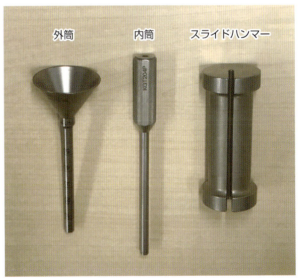

図1 HA顆粒・使用器具

a：HA顆粒（アパセラム-FX PPSグラフト）は，PPS固定の補強用として専用容器にパッケージングされている。

b：HA顆粒を挿入するための専用インサーター（HOYA Technosurgical社）。

手術手技

1 ガイドワイヤー刺入，タッピング

通常のPPSの挿入法に従って[1,5]，X線透視下に経皮的にガイドワイヤーを刺入し，タッピングを行う 図2 。

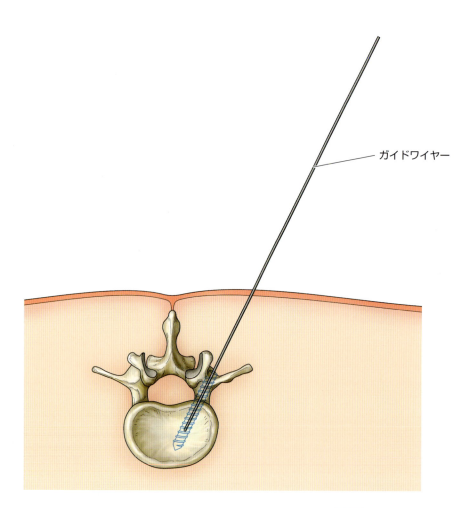

図2 ガイドワイヤーの刺入とタッピング

通常のPPS刺入法に従い，ガイドワイヤーを刺入しタッピングを行う。

2 インサーター外筒の挿入

専用インサーターの外筒をガイドワイヤーに沿って挿入する 図3 。インサーターの先端が椎骨の表面に接していることを手の感触やX線透視の側面像で確認する。

インサーターの外筒のサイズは，スクリュー孔の内径の大きさによって適宜使い分ける。タッピングが径6.5mm以上なら，外筒は径6.5mmのサイズを用いてよい。タッピングが径6.5mm未満なら，外筒は径5.5mmのものを使用する。

> **コツ&注意 NEXUS view**
> 外筒を手で把持する際，漏斗部ではなく筒部を把持して，その手を患者の体表に固定することで，インサーターが安定し手技がやりやすくなる 図4 。

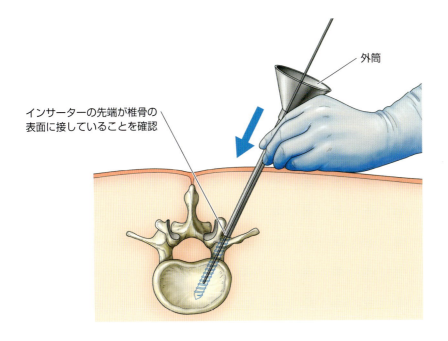

図3 外筒の挿入
専用インサーターの外筒をガイドワイヤーに沿って挿入する。

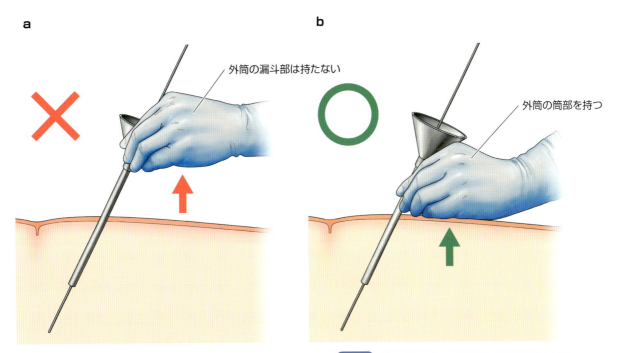

図4 インサーター外筒を把持するコツ
a：外筒の漏斗部を持って手元を浮かせていると（赤矢印），インサーターが安定しない。
b：外筒の筒部を把持し，手元を患者の体表に固定すると（緑矢印），インサーターが安定し手技が容易になる。

3 HA顆粒の挿入

漏斗部へHA顆粒を入れる 図5a 。この際，HA顆粒の一部が漏斗部に停留する場合は，インサーターの内筒を用いて外筒を横から複数回，軽く叩いて振動を加えると，HA顆粒が外筒の奥へ入っていきやすい 図5b 。

> **コツ&注意 NEXUS view**
>
> スクリュー1本あたりのHA顆粒の使用量は，通常はパッケージ容器1本分（0.25g）としている 図1a 。この量は従来のHA stickおおよそ1本分に相当する。ただし著者らの経験では，椎弓根あるいはスクリュー孔の内径が大きく，海綿骨の骨脆弱性が著しい場合は，挿入するHA顆粒の量が増えることが多い。HA顆粒をインサーターで押し込む際に，ほとんど抵抗がなく容易にHA顆粒が入る場合は，挿入量を増やすことを考慮してもよい。
>
> 逆に，椎弓根やスクリュー孔の内径が小さい場合はHA顆粒の挿入量は少なくする。多量のHA顆粒を一度に挿入すると内筒を押し込む抵抗が大きくなり，スムーズな手技が難しくなる。著者らは，スクリュー孔の内径が小さい場合（径4.5mm以下が目安）は，HA顆粒の一回の挿入量をパッケージ容器内 図1a の半分程度とし，2回に分けて顆粒を挿入することによって，スムーズな挿入ができるようにしている。

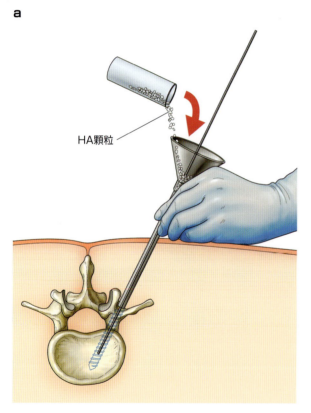

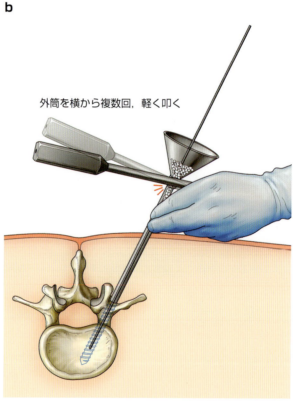

図5 HA顆粒の挿入

a：専用パッケージを開けて，HA顆粒をインサーターの漏斗部入れる。

b：HA顆粒が漏斗部に停留するときは，内筒を用いてインサーターの外筒を横から複数回，軽く叩いて振動を加えると，HA顆粒が外筒の奥へ入っていきやすい。

スクリュー孔や周囲の軟部組織からの内出血が多い場合，外筒の内腔に血液が逆流してくることがある 図6 。漏斗部に逆流した血液が多量に貯まるとHA顆粒の挿入状態が視認できなくなり，手技の妨げになる場合がある。そのような場合，外筒を挿入後に手早くHA顆粒を漏斗部へ挿入するとよい。

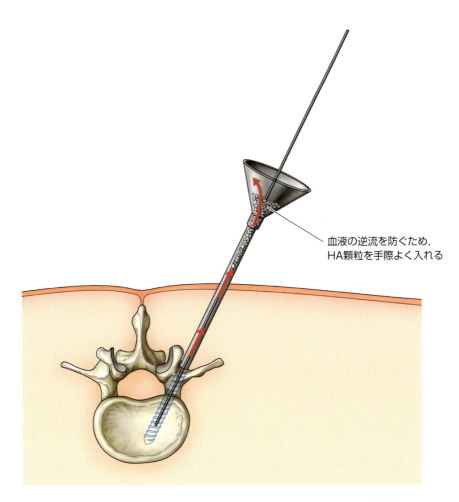

血液の逆流を防ぐため，HA顆粒を手際よく入れる

図6 血液の逆流
内部の出血が漏斗部に逆流して貯まることがあるため，外筒を挿入したら手際よくHA顆粒を入れるとよい。

4 インサーター内筒の挿入，HA顆粒の圧入

ガイドワイヤーに沿って内筒を挿入し，外筒内のHA顆粒を押し込む 図7a 。必要に応じてスライドハンマーで内筒を軽くたたいて押し込む 図7b 。

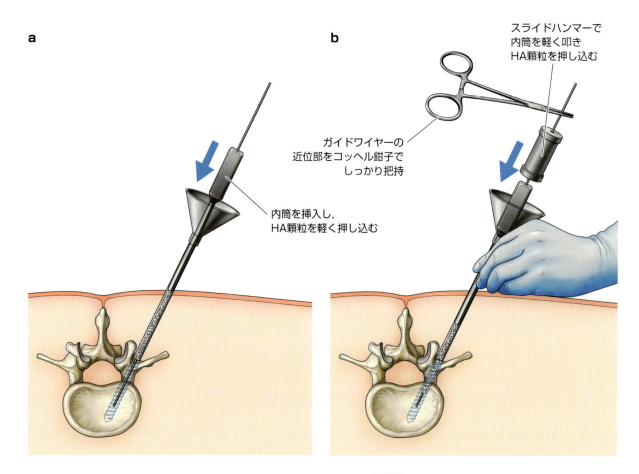

図7 内筒の挿入

a：ガイドワイヤーに沿って内筒を挿入して，HA顆粒を軽く押し込む。
b：HA顆粒の圧入。必要に応じてスライドハンマーで内筒を軽く叩きHA顆粒を押し込む。その際，助手がガイドワイヤーの近位部をコッヘル鉗子でしっかり把持する。

> **コツ&注意　NEXUS view**
>
> スライドハンマーを用いてHA顆粒を押し込む際は、ガイドワイヤーが椎体前方へ穿破しないよう十分な注意が必要である。
>
> X線透視下に椎体の側面像で、ガイドワイヤー先端の位置をこまめに確認しながら手技を行うことが肝要である。助手にガイドワイヤーの近位部をコッヘル鉗子などで把持してもらうことで、ガイドワイヤーの前方への移動を防ぐことができる 図8a。
>
> X線透視の側面像で、ガイドワイヤー先端が椎体内の後方に位置していることを確認しておき、この位置を保持することでガイドワイヤーの前方穿破を予防することができる 図8b。

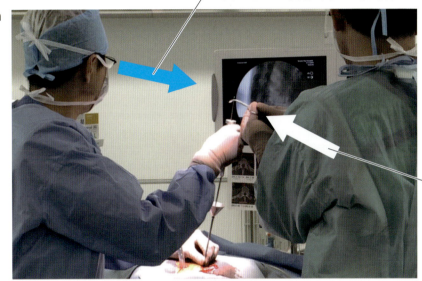

ガイドワイヤーの先端の位置をX線透視下にこまめに確認

助手にガイドワイヤーの近位部をコッヘル鉗子などでしっかり把持してもらう

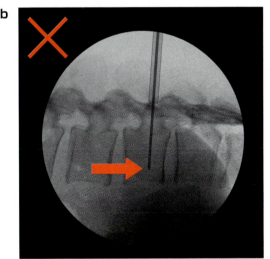

ガイドワイヤーの先端が椎体内の前方にあるとHA顆粒を押し込む際に椎体前方へ穿破する危険性が高くなる

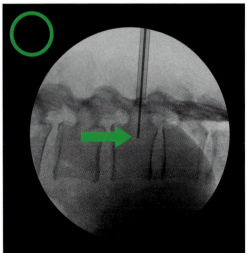

ガイドワイヤー先端が椎体内の後方にあることをX線透視で確認しておくとより安全である

図8　HA顆粒の挿入時のガイドワイヤーの前方穿破の予防

a：スライドハンマーでHA顆粒を押し込む際は、ガイドワイヤーの先端の位置をX線透視下にこまめに確認し（青矢印）、椎体前方への穿破を予防する。助手にガイドワイヤーの近位部をコッヘル鉗子などでしっかり把持してもらい（白矢印）、ガイドワイヤーの前方への移動を防ぐ。

b：X線透視によるガイドワイヤーの至適位置の確認。

HA顆粒を押し込む際に，インサーター外筒の先端がスクリュー孔内部に入り込んでしまうことがある 図9a 。椎弓根が細い場合などは，インサーターの先端でスクリュー孔内部の海綿骨を壊してしまう可能性があり，またインサーターの先端がスクリュー孔内部のスペースを占拠してHA顆粒の十分な充填の妨げになることがある。従って，HA顆粒を押し込む際にインサーター外筒がスクリュー孔内に入り込んだ場合は，インサーター先端をスクリュー孔の入口に戻すとよい 図9b 。

> **コツ&注意　NEXUS view**
>
> 　1本のガイドワイヤーを繰り返して使用する場合は，凝固した血液が乾燥しガイドワイヤー表面に付着して，インサーター内筒のスムーズな移動が妨げられることがある。そのような場合は，ガイドワイヤー表面に凝固付着した血液を，看護師や助手に生食ガーゼなどで拭き取ってもらうとよい。ガイドワイヤーが曲がっている場合も，スムーズな挿入が困難となるため，新しいガイドワイヤーと交換する。またインサーターの表面に凝固した血液が多量に付着している場合も拭き取るのがよい。
> 　骨脆弱性が顕著な症例では，通常のガイドワイヤーの代わりにS-wire®(田中医科器械製作所)を用いることで，ガイドワイヤーの前方穿破を予防し，より安全な手技を行うことができる[5]。
> 　一般にスクリューの固定性強化には，椎体内よりも椎弓根部での固定性の向上が重要である。従ってHA顆粒を挿入する部位は，椎体内よりも椎弓根内に密に充填されるようにする。そのためには，HA顆粒の挿入時に，インサーターの外筒の先端が，椎体内ではなく椎弓根部にあることをX線透視の側面像で確認するとよい。ただし，各椎骨の形状・骨質やスクリュー孔の大きさによって，HA顆粒が椎体内に入りやすいこともあるため，そのような場合はHA顆粒の挿入量を増やすなどして，できるだけ椎弓根部にHA顆粒が充填されるようにする。

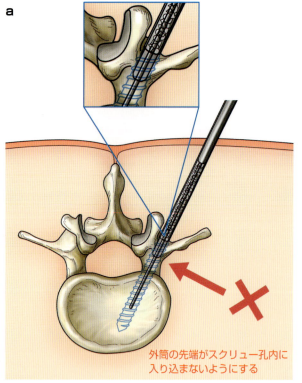
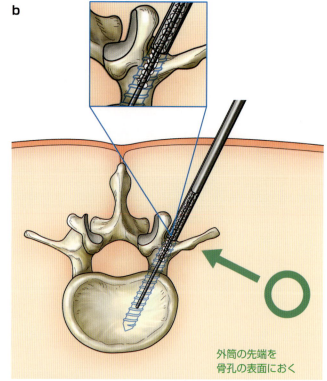

図9　インサーター外筒先端の至適位置
a：外筒の先端がスクリュー孔内に入り込むと，スクリュー入口部の骨が破壊される可能性が生じる。
b：外筒の先端を骨孔の表面におくことで，HA顆粒が椎弓根内部に入る十分なスペースが確保しやすくなる。

5 インサーター抜去，PPS挿入

　HA顆粒の充填が完了したら，インサーターの内筒と外筒を抜去する 図10a 。その後，ガイドワイヤーに沿ってPPSを挿入する 図10b 。HA顆粒の充填によってスクリューの挿入抵抗が大きくなっていることを手で感じることができる。

　スクリューの先端が椎弓根部を越えて椎体内に入ったら，ガイドワイヤーを抜去する。その後スクリューを最後まで挿入する。スクリュー挿入後の手術手順は通常のPPS固定と同様に行う。

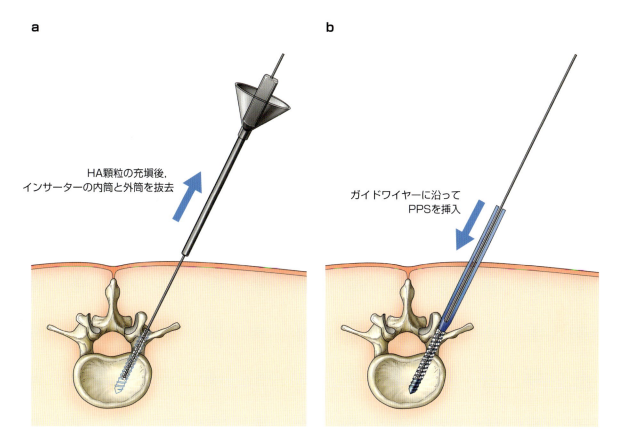

図10 インサーターの抜去，PPSの挿入

a：HA顆粒の充填が完了したら，インサーターの内筒と外筒を抜去する。
b：ガイドワイヤーに沿ってPPSを挿入する。

Column

◆**HA stickとHA顆粒による補強法の比較** 図11

　従来のopen法によるスクリュー固定の補強法として，HA stickをスクリュー孔に挿入する方法が広く用いられてきた[3,4]。しかし，PPS固定の場合は，経皮的な手技のためスクリュー孔が直視できず，ガイドワイヤーが挿入されているため，HA stickの挿入が困難であった。ガイドワイヤーを一時的に抜去してHA stickを挿入することも可能ではあるが，ガイドワイヤーの再挿入時の誤挿入のリスクが伴い，手技が煩雑化して，手術時間の延長やX線被爆の増加につながるデメリットが生じてしまう。

　一方，本法はガイドワイヤーを刺入したままで，経皮的にスクリュー孔へHA顆粒を直接挿入できる利点がある。そのため先述した問題点がなく，簡便な方法で低侵襲性を損なわずに経皮的にPPS固定の補強ができるメリットがある。

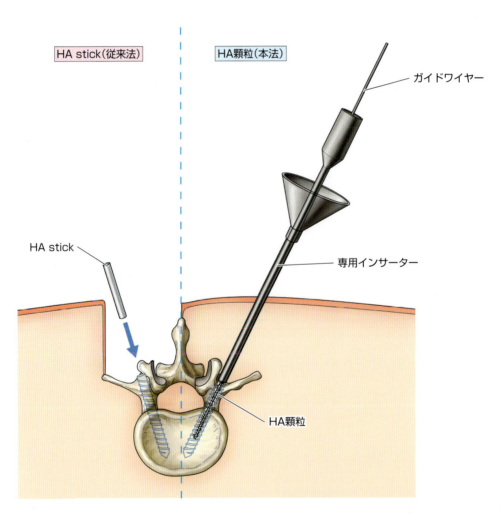

図11　HA stickとHA顆粒による補強法の比較

文献
1) 篠原　光, 曽雌　茂, 丸毛啓史. 経皮的椎弓根スクリューの多椎間固定症例への展開 −MIS-long fixation techniqueの実際−. 整外最小侵襲術誌 2013；68：27-34.
2) 菅野晴夫. 経皮的椎弓根スクリューの固定性強化−HA顆粒による新たな補強法とPTH製剤による補強効果−. 整外最小侵襲術誌 2018；87：81-8.
3) 松崎浩巳, 徳橋泰明, 若林　健, ほか. 骨粗鬆症例に対するハイドロキシアパタイト緻密顆粒（HA stick）充填によるpedicle screwの固定性の検討. 臨整外 2001；36：529-34.
4) 杉山誠一, 野々村論香, 細谷英夫, ほか. ハイドロキシアパタイト顆粒を使用した脊椎椎弓根スクリュー固定の生体力学的研究. 整形外科 2002；53：605-10.
5) 石井　賢. MISt手術の現状と工夫−経皮的椎弓根スクリュー刺入法の立場から−. 整外最小侵襲術誌 2013；68：3-9.

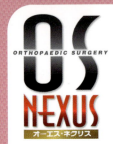

V. 骨粗鬆症脊椎手術のArt

骨粗鬆症合併例でのPPS挿入の工夫

国際医療福祉大学医学部整形外科学　船尾　陽生
国際医療福祉大学医学部整形外科学　石井　賢

Introduction

術前情報

●手術適応

　経皮的椎弓根スクリュー（percutaneous pedicle screw；PPS）を用いた脊椎手術の適応は，固定や制動が必要となる腰椎椎間板ヘルニア，腰部脊柱管狭窄症，腰椎変性すべり症などの腰部変性疾患のほか，転移性脊椎腫瘍，骨粗鬆症性椎体骨折，難治性の化膿性脊椎炎，また一部の成人脊椎変形などである。

　PPSは骨粗鬆症合併例に対しても有用であるが，重度の骨粗鬆症合併例においては椎弓根スクリュー単独では強度に限界があるため，オープン法によるフックもしくはsublaminar wiringなどによる補強も考慮する。また，前方支柱の安定性に懸念がある場合では，椎体形成や椎体間固定，あるいは椎体置換などの前方支柱の再建も考慮すべきである。

　腰椎変性すべり症に対する側方侵入椎体間固定術（lateral interbody fusion；LIF）では，PPSによる整復で間接除圧をより確実なものとするが，スクリューの引き抜けが懸念される場合には，最小侵襲腰椎後方椎体間固定術（minimally invasive transforaminal lumbar interbody fusion；MIS-TLIF）などの直接除圧が可能な術式を選択する。

●禁忌

　上位胸椎例，形成不全すべり症やMeyerding grade 3以上の高度すべり症，高度な椎体回旋を伴う脊柱変形などはPPSの挿入自体が困難である。また，X線透視下に椎弓根を描出できない場合は原則禁忌である。

●麻酔

　全身麻酔下に行う。

●手術体位

　原則，腹臥位で行う。腹臥位での手術が困難な場合は，側臥位でも挿入可能であるが習熟を要する。腹圧が取れる4点支持フレームやジャクソンテーブルなど，X線透過性の手術台が必須である。

手術進行

1. X線透視での確認とマーキング
    ・X線透視
    ・マーキング
2. 皮切と展開
3. ガイドニードルの設置
4. ガイドワイヤー刺入，ダイレーション
5. タッピング
6. スクリュー設置
7. ロッド設置
8. 閉創
9. 後療法

● 術前準備

　適応であれば，術前から骨粗鬆症の薬物療法を十分に行う。最近では，骨粗鬆症に対するテリパラチドの有効性が示されている。新規椎体骨折の発生リスク減少のほか，腰椎固定術における椎弓根スクリューのルーズニングの低減や[1]，椎弓根スクリュー挿入時におけるトルクの増加などが報告されている[2]。また，PPSの固定性強化のために，HA顆粒による補強も選択肢の1つである[3]。

　骨粗鬆症合併例では，骨折や加齢性変化に伴う椎体の変形が少なくないため，必ず術前に各種画像検査で確認しておく。また，PPS挿入においては，脊椎の形状やスクリューの挿入点を直接視認できないため，CTやMRIにより挿入角度やスクリュー径・長さを事前に決めておく必要があり，術前計画が非常に重要である。X線透視下に椎弓根を視認できず，PPS挿入が不可能となったり，PPS単独では十分な強度が得られず，フックやsublaminar wiringの併用などopen conversionとなった場合に備え，各種インストゥルメントの準備も考慮しておく。

❶ 骨粗鬆症合併例では，既存の骨折や加齢性変化により椎体の変形を伴うことがある。PPSの挿入では，解剖学的なオリエンテーションを視認できず，PPSの長さも直接計測できないため，必ず事前に単純X線のみならずCTやMRIによる挿入角度やスクリュー径・長さの計測を行う。
❷ 術者および助手は，常にガイドワイヤーが椎体前面を穿破しないよう注意する。
❸ スクリューのルーズニングや誤挿入を防ぐため，タッピングやPPS挿入はガイドワイヤーの軸にぶれないよう留意する。
❹ 腰椎部でのPPSは強斜位での設置を心掛け，できる限り長く太めのサイズを挿入する。
❺ ロッド締結時のスクリューの引き抜けを防ぐため，ハーモニックなPPSの設置や正確なロッドベンディングを心掛ける。

手術手技

1 X線透視での確認とマーキング

X線透視

　PPSはナビゲーション下に挿入することも可能であるが，X線透視下に行うことが原則である．従って，必ず体位を取った後に固定範囲すべての椎体正面像と椎弓根，また椎体側面像がX線透視で描出できることを確認しておく．X線透視は各椎体の頭尾側の傾斜と回旋に合わせた正確な正面像，また左右の傾斜を合わせた正確な側面像を得るため，C-armを3軸で操作する必要がある 図1a．X線透視は極力連続照射を避け，one shot imagingにより被ばく量を低減化する[4]．

> **コツ&注意 NEXUS view**
> 各椎体の上位終板が2重とならないこと，椎弓根が左右対称となることがX線透視のコツである 図1b．

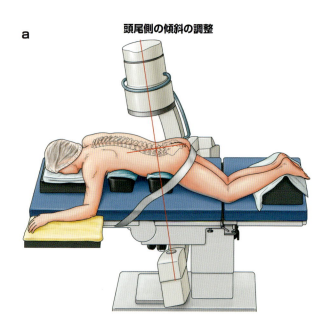
頭尾側の傾斜の調整

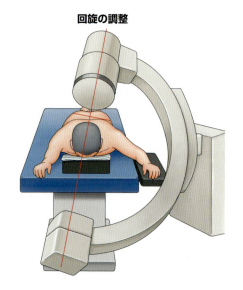
回旋の調整

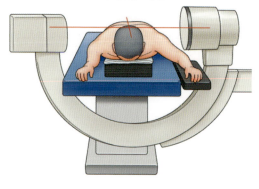
左右の傾斜の調整

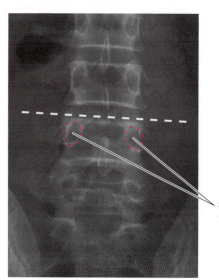
椎弓根が左右対称になるようにする

図1　X線透視のコツ
a：各椎体の頭尾側の傾斜と回旋に合わせた正確な正面像，また左右の傾斜を合わせた正確な側面像を描出するため，C-armを3軸で操作する．
b：各椎体の上位終板が2重とならないこと（点線），椎弓根が左右対称となるよう留意する．

マーキング

正面像で横突起外側端のやや内側を中心に，縦もしくは横1.5〜2cm程度の皮切のためのマーキングを行う 図2 。

コツ&注意 NEXUS view

PPSは従来法よりも一般に外側からの設置となり強斜位となるため 図3 ，皮切が内側すぎると外側の筋膜に押され挿入点が内側となり，椎間関節からの挿入となったり，スクリュー先端が内側に振れず椎体外側を穿破する可能性があるため注意する。

強斜位でのPPS設置は，特にすべりの矯正時におけるスクリューの引き抜きや矯正損失の予防に有用と考えられる。

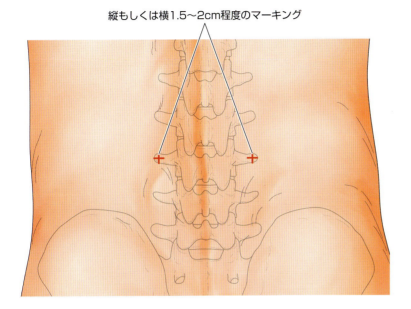

縦もしくは横1.5〜2cm程度のマーキング

図2 マーキング

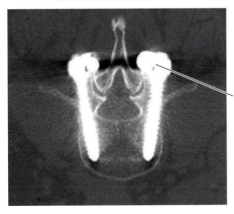

従来の椎弓根スクリュー

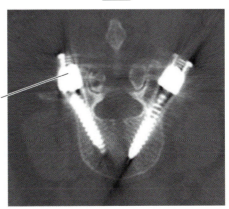

PPS

PPSのほうが強斜位となる

図3 PPSの挿入角度
従来の椎弓根スクリューとPPSの挿入角度の比較

2 皮切と展開

各PPSで1.5〜2cm程度の縦もしくは横皮切を置き，皮膚および皮下を切開し，筋膜は縦切開とする。筋間を指で剥離していくと横突起に触れる 図4a 。手技に慣れると直接指を挿入せずにガイドニードル 図4b を設置することができ，皮切をより小さくすることも可能であるが，手技に慣れるまではfinger navigationによる挿入点の確認を推奨する。

一般的なPPSの挿入点は，従来式の椎弓根スクリューとは異なり，椎間関節外側部の横突起基部である。すなわち，椎間関節外側部と横突起の変曲点がfinger navigationでの目安となる。

> **コツ&注意 NEXUS view**
>
> 横突起の骨折に留意すべきである。特に，骨粗鬆症合併例では不用意に指で横突起を押すと骨折をきたすことがある。横突起骨折を生じると，その後のニードル刺入やガイドワイヤーの設置，タッピング，スクリュー挿入に至るまでいずれの操作でも外側に逸脱する危険性が生じ，リカバリーは容易ではない。

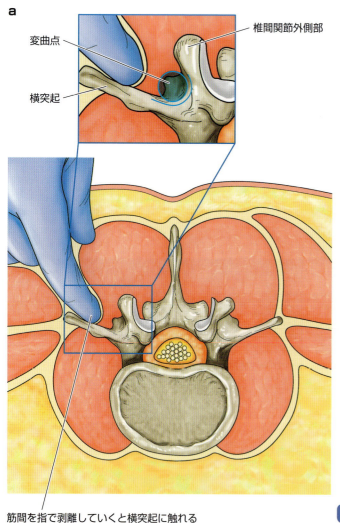

a：筋間を指で剥離していくと横突起に触れる

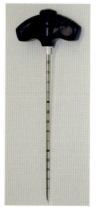

Jamshidiニードル
（Cook Japan社より提供）

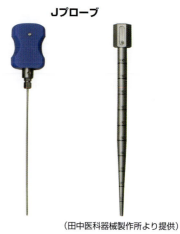

Jプローブ
（田中医科器械製作所より提供）

図4 Finger navigationによる挿入点の確認

不用意なfinger navigationや，Jamshidiニードル操作により横突起骨折をきたすことがあるので注意する。
a：Finger navigationにてPPSの挿入点を確認する。筋間を指で剥離していくと横突起に触れる。
b：ガイドニードル（Jamshidiニードル，Jプローブ）

3 ガイドニードルの設置

　ガイドニードルとして，現在では主にJamshidiニードルもしくはJプローブが使用されている．本稿では，Jamshidiニードルを用いて説明する．Jamshidiニードルの先端を横突起基部に軽く置き，X線透視を確認する．先述したように，各椎体の頭尾側の傾斜と回旋に合わせた正確なX線透視正面像で刺入を行う．

　X線透視正面像で，ニードル先端が椎弓根外側縁付近となる適切な刺入点を確認し，ニードルを刺入していく．ハンマーで一度に大きくニードルを刺入することは危険であり，細かくハンマーで叩きながらニードルの先端が椎弓根の内側縁を超えない位置，また原則刺入が2cmを超えない位置で側面像を確認する 図5 ．正確なX線透視側面像を得るために，X線透視を各椎体の左右の傾斜に合わせる．

> **コツ&注意　NEXUS view**
>
> 　ニードルを長い鉗子で把持して，手の直接被ばくを回避することが重要である．この際，X線透視の操作に気を取られニードルの先端が横突起を外れて深部に迷入したり，逆に強く押しすぎて横突起骨折をきたさないよう留意する．著者らは，X線透視正面像でニードル先端の位置を確認した後，walking techniqueでニードル先端を骨上で細かくずらしながら刺入点へ移動させている．この操作により，頻回のX線照射をせず比較的容易にニードル先端を刺入点へ移動させることができる．

> **トラブル　NEXUS view**
>
> 　骨粗鬆症合併例では，ニードルの複数回の刺入は微小な骨破壊をきたし，スクリューのルーズニングの原因となるため，できる限り避けるべきである．横突起骨折を生じた場合や，外傷ですでに損傷がある場合は，X線側面像で刺入深度を確認しながら椎弓根の海綿骨にニードル先端を刺入し，再度正面像で刺入を開始する．ただし，ニードルやガイドワイヤーが正しく設置された後でもタッピングやスクリュー挿入時に外側逸脱しやすいことは認識しておく．

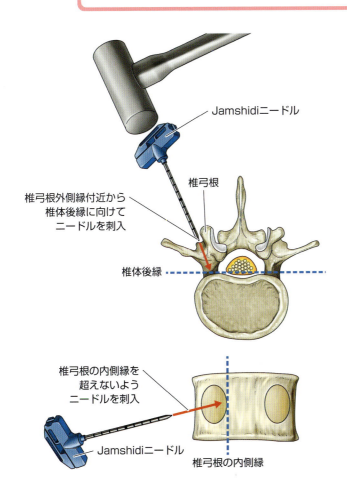

図5 Jamshidiニードルの刺入
Jamshidiニードルを細かくハンマーで叩きながら，ニードルの先端が椎弓根の内側縁を超えない位置で側面像を確認する．

・ニードルの内側設置，外側設置を避ける

　側面像で，ニードル先端が椎体後縁もしくはすでに椎体内であれば刺入は適切であり，椎体の後方1/3程度まで刺入を進める。正面像でニードル先端が椎弓根の内側縁で，側面像でニードル先端が椎体後縁を超えていない場合は，内側設置である可能性が高く 図6a，逆に正面像でニードル先端が椎弓根の外側縁で，側面像で椎体後縁を超えている場合は外側設置である可能性が高い 図6b。

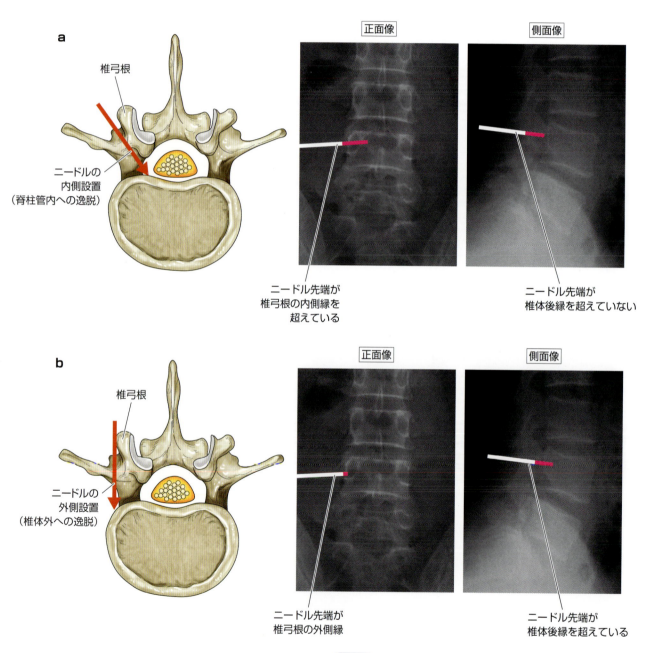

図6 ニードルの内側設置，外側設置

a：正面像でニードル先端が椎弓根の内側縁を超えて，側面像で椎体後縁を超えていない場合は内側設置である可能性が高い。
b：正面像でニードル先端が椎弓根の外側縁で，側面像で椎体後縁を超えている場合は外側設置である可能性が高い。

4 ガイドワイヤー刺入，ダイレーション

ガイドワイヤー刺入

　Jamshidiニードルを設置したら，内筒を抜いてガイドワイヤーを刺入する。骨粗鬆症合併例では，ガイドワイヤーの椎体前壁穿破が容易に起こりやすく，致命的合併症をきたす可能性がある[5,6]。X線透視側面像で，ガイドワイヤーが椎体の前1/3を超えないよう，助手のガイドワイヤーの把持を徹底するなど十分に留意する必要がある。術者のみならず助手においても，一度ガイドワイヤーを刺入したら，抜去するまですべての工程で危険性があることを認識しておく。

　著者らは，特に骨粗鬆症合併例においては，先端がより線に特殊加工されたS-wire（田中医科器械製作所）を用いている[7]。先端のより線が広がったり曲がったりするため椎体前壁を穿破しにくく，海綿骨に食い込み引き抜けにくいことも特徴である 図7 。

ダイレーション

　ガイドワイヤーを設置したら，ダイレーション操作を行う。ダイレーションにより，その後のタッピング操作などでの軟部組織の巻き込みを避ける。各社でダイレーション操作は多少異なり，最近では操作を簡略化するためタップと一体化したシステムも多い。

5 タッピング

　タッピング（もしくはタップ操作）とは，スクリュー挿入のためのネジ穴切りである。タッピングやPPS挿入時に挿入方向が変わると，ガイドワイヤーの歪みのほか，スクリューのルーズニングや誤挿入の原因となる。タッピングはガイドワイヤーの軸にぶれないように行い，またガイドワイヤーの引き抜けや椎体前壁穿破にも十分注意して行う 図7 ， 図8 。通常，タッピングは椎体後縁までで十分であり，ガイドワイヤー先端付近まで行うとガイドワイヤー先端の歪みや折損の原因となる。

　特に骨粗鬆症合併例では，ガイドワイヤーとタップの軸がぶれやすいため，ガイドワイヤーの歪みを生じやすく，タップ抜去時にガイドワイヤーごと抜去せざるを得なくなることがある。ガイドワイヤーの歪みを生じた場合は，その後のPPS挿入時に再利用しないことが望ましい。

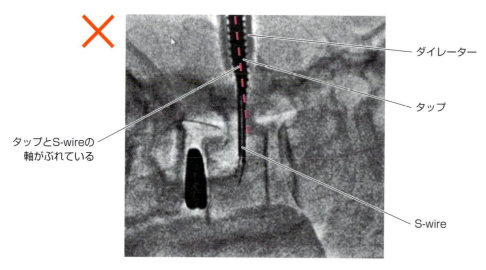

ダイレーター
タップ
タップとS-wireの軸がぶれている
S-wire

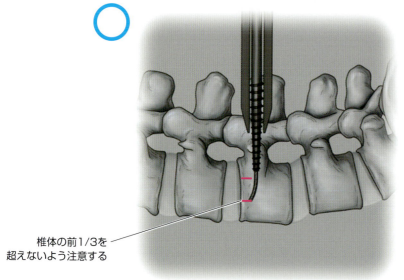

椎体の前1/3を超えないよう注意する

図7 S-wireの刺入

S-wireは先端がより線が広がったり曲がったりするため，椎体前壁を穿破しにくく，海綿骨に食い込み，引き抜けにくい。

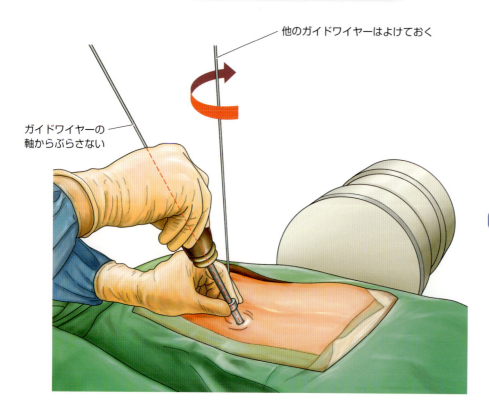

他のガイドワイヤーはよけておく

ガイドワイヤーの軸からぶらさない

図8 タッピング

タッピングは，他のガイドワイヤーやエクステンダーなどをよけ，ガイドワイヤーの軸をぶらないように行う。骨粗鬆症性脊椎では，ガイドワイヤーとタップの軸がぶれやすいため，ガイドワイヤーの歪みを生じやすい。また，ガイドワイヤーの椎体前壁穿破も，重篤な合併症となりうるので十分留意する。

6 スクリュー設置

　スクリュー設置においても，ガイドワイヤーが椎体前壁穿破しないよう留意し，ガイドワイヤーの軸をぶらさないよう挿入していく。スクリューの先端が椎体後壁を超えた時点でガイドワイヤーは抜去可能であるが，骨粗鬆症合併例ではこの時点からでもスクリューの挿入方向が容易に変化するので注意が必要である。ルーズニングを予防するためできる限り太く長めのサイズを挿入することが望ましい。

　また，PPSのスクリューヘッドの設置位置は横突起基部であり，深く挿入しすぎると横突起骨折や椎弓根骨折をきたすため注意が必要である 図9 。適切な設置には，指3本程度で微妙なスクリュートルクの違いを感じたり，側面像でのスクリューヘッドの位置の確認を行う。

　特にMIS-long fixationでは，ロッドコンツールに負けてスクリューの引き抜けやルーズニングなどが容易に生じるため，ロッド設置に留意したハーモニックなスクリューの設置を心掛ける。

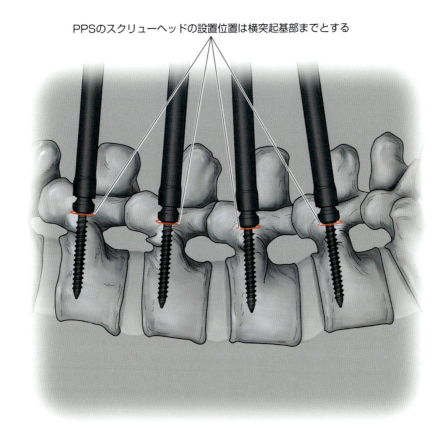

図9 PPS挿入

タッピング同様に，ガイドワイヤーの軸をぶらさないようにPPSを挿入する。できる限り長く太めのサイズを挿入する。また，PPSのスクリューヘッドの設置位置は横突起基部までであり（○部），深すぎる挿入は横突起骨折や椎弓根骨折をきたすため注意する。適切な設置には，指3本程度でスクリュートルクの違いを感じたり，X線側面像でのスクリューヘッドの位置確認を行う。

7 ロッド設置

　骨粗鬆症合併例では，1～2椎間の固定でもスクリューの引き抜けやルーズニングなどに注意が必要であるが，特にMIS-long fixationにおいては正確なロッドベンディングが必要である 図10a 。ロッドの締結時には，X線透視側面像でスクリューの引き抜けが起こっていないか適宜確認する。ロッドと実際のアライメントに差異が大きい場合には，ためらわずロッドを一度抜去し再度ベンディングし直すことが肝要である。

　また，筋膜上から無理にロッドを落とし込むと，コンパートメント症候群を生じる可能性があり，術後に強い痛みや筋組織の壊死を起こす危険性がある。ロッド設置時には，確実にロッドを筋膜の下を通すことも重要である 図10b 。

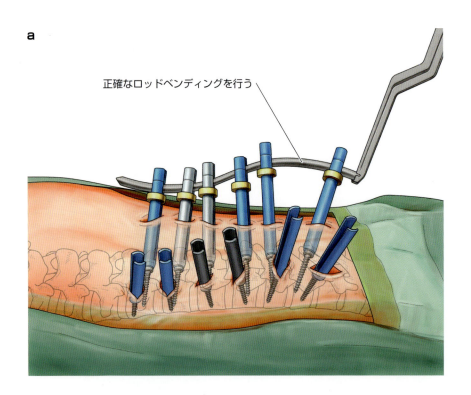

正確なロッドベンディングを行う

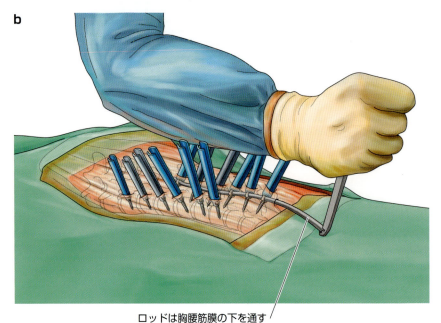

ロッドは胸腰筋膜の下を通す

図10 ロッドの設置

a：MIS-long fixationでは，正確で綿密なロッドベンディングを行う。ロッドの締結時には，X線透視側面像でスクリューの引き抜けが起こっていないか確認する。
b：筋膜上からロッドを落とし込むと，コンパートメント症候群を生じる可能性がある。ロッド設置時には，ロッドを筋膜の下を確実に通す。

8 閉創

十分な洗浄後，筋膜が過度に緊張していないか指で確認し，筋膜，皮下，皮膚の順で追層縫合する。通常ドレーンの留置は必要としない。

9 後療法

ガイドワイヤーの椎体前壁穿破は，X線透視以外では術中に把握できないため，術後のバイタルサインの変化や貧血の有無に十分留意する。また，Jamshidiニードルやタッピング，スクリューなどの外側逸脱が生じた場合には分節動脈の損傷もありうる。血管損傷や腸管などの臓器損傷を疑えば，緊急で胸腹部造影CTや血管造影を施行する必要があり，各専門医や後方病院へのコンサルトを考慮する。骨粗鬆症合併例ではinstrumentation failureの発生率が高いため，骨粗鬆症に対する薬物療法や装具療法の徹底，また綿密なフォローアップが肝要である。

胸椎でのPPS挿入法

胸椎部のPPS挿入は，横突起の傾斜のためJamshidiニードルが正中方向にすべりやすく，また椎弓根の横径が小さいため難度が高い。横突起基部の頭側で，肋骨頸にあたる部位からの挿入法であるgroove entry technique 図11 は，ニードル先端がすべりにくく安定するため推奨される挿入法である[8]。

挿入点は，X線透視正面像で椎弓根の2時もしくは10時方向に位置する。頭側から尾側方向へ向けて挿入していくが，腰椎部のPPS同様に正面像で椎弓根内縁を超えない位置で側面像を確認する。側面像で，ニードル先端が椎体後縁もしくはすでに椎体内であれば挿入は適切であり，その後は腰椎部のPPSと同様に行う。従来法と比較し，スクリューヘッドはlow profileとなり，屍体を用いた引き抜き強度も従来法と同等であった[9]。

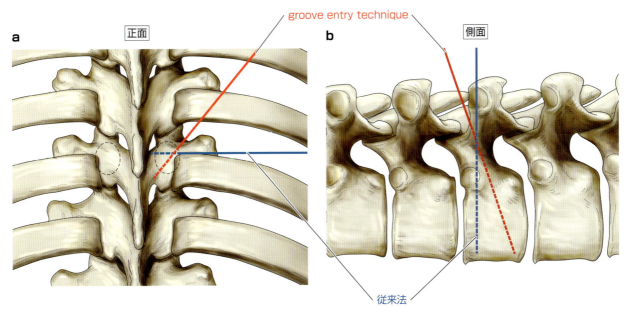

図11 Groove entry technique（赤線）による胸椎PPS刺入法

a：横突起基部の頭側で，肋骨頸にあたる部位からの刺入は，ニードル先端がすべりにくく安定する刺入法である。刺入点は，X線透視正面像で椎弓根の2時もしくは10時方向に位置する。
b：従来法（青線）と比較し，スクリューヘッドはlow profileとなる。

症例 図12

65歳，女性。るい痩があり，大腿骨DXAのT scoreは−2.6であった。

保存療法に抵抗性の腰椎変性すべり症にて，L4-5のLIFおよびPPSによる椎体間固定術を行った。手術では，術前の計測に従いできる限り長いスクリューサイズを選択した。手術の約3カ月前よりテリパラチドによる薬物療法を開始し，術後も継続した。

術後1年時のCTではケージ内の骨癒合を認め，またスクリューの引き抜けやルーズニングを認めなかった。MRIでは，有効な間接除圧効果を認めた。

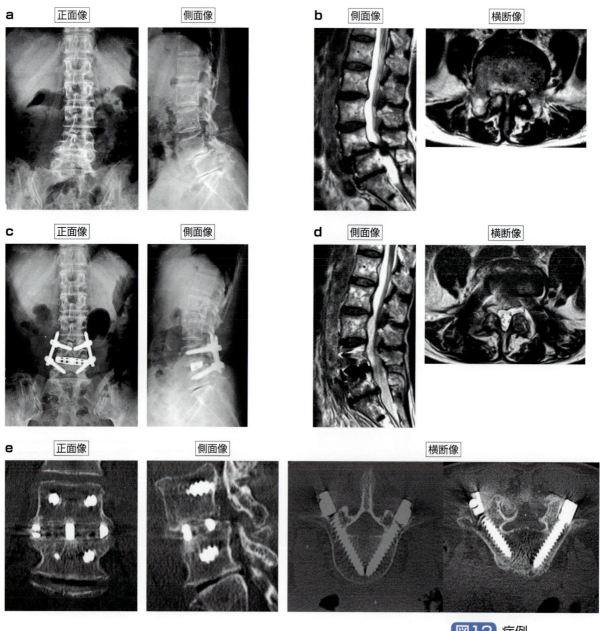

図12 症例

65歳，女性
a：術前単純X線像
b：術前MRI像
c：術後単純X線像
d：術後MRI像
e：術後1年時CT像

> **Column**
>
> 　骨粗鬆症合併例では，腰背筋群の萎縮や筋力低下を伴っていることが多く，PPSの活用による腰背筋群の温存はメリットが大きいと考えられる．しかしながら，PPS単独では強度に限界があるため，必要に応じてフックやsublaminar wiring，HA顆粒などの補強，また前方支柱の再建なども考慮すべきである．PPSによる重篤な合併症を防ぐため，セミナーやカダバートレーニングなどを受講し，手技に慣れるまではPPSに習熟した脊椎外科指導医による指導下に実施することが望ましい．

文献

1) Ohtori S, Inoue G, Orita S, et al. Comparison of teriparatide and bisphosphonate treatment to reduce pedicle screw loosening after lumbar spinal fusion surgery in postmenopausal women with osteoporosis from a bone quality perspective. Spine（Phila Pa 1976）2013；38：E487-92.
2) Inoue G, Ueno M, Nakazawa T, et al. Teriparatide increases the insertional torque of pedicle screws during fusion surgery in patients with postmenopausal osteoporosis. J Neurosurg Spine. 2014；21：425-31.
3) 菅野晴夫. 経皮的椎弓根スクリューの固定性強化－HA顆粒による新たな補強法とPTH製剤による補強効果－. 整外最小侵襲術誌 2018；87：81-8.
4) Funao H, Ishii K, Momoshima S, et al. Surgeons' exposure to radiation in single- and multi-level minimally invasive transforaminal lumbar interbody fusion；a prospective study. PLoS One 2014；9：e95233.
5) O'Brien JR, Krushinski E, Zarro CM, et al. Esophageal injury from thoracic pedicle screw placement in a polytrauma patient：a case report and literature review. J Orthop Trauma 2006；20：431-4.
6) Raley DA, Mobbs RJ. Retrospective computed tomography scan analysis of percutaneously inserted pedicle screws for posterior transpedicular stabilization of the thoracic and lumbar spine: accuracy and complication rates. Spine（Phila Pa 1976）2012；37：1092-100.
7) Ishii K, Kaneko Y, Funao H, et al. A novel percutaneous guide wire（S-wire）for percutaneous pedicle screw insertion：its development, efficacy, and safety. Surg Innov 2015；22：469-73.
8) Ishii K, Shiono Y, Funao H, et al. A novel groove-entry technique for inserting thoracic percutaneous pedicle screws. Clin Spine Surg 2017；30：57-64.
9) 石井　賢, 名倉武雄, 関　広幸, ほか. 胸椎経皮的椎弓根スクリューの新たな刺入法（groove-entry technique）の新鮮屍体を用いたバイオメカニクス的検討. 日整会誌 2015；89：S1626.

脊椎骨折手術のArt VI

Ⅳ. 脊椎骨折手術のArt

骨粗鬆症性椎体骨折に対する側方進入椎体置換術

東京慈恵会医科大学附属病院整形外科/脊椎・脊髄センター　篠原　光
東京慈恵会医科大学附属柏病院整形外科　曽雌　茂

Introduction

術前情報

●適応と禁忌

側方アプローチによる人工椎体置換術は，X線透視下に専用の開創器とデバイスを使用して，直線的かつ直視下に椎体側方へ到達することにより，従来法よりも低侵襲に骨折による脊柱変形に対する矯正固定ができるようになった。側方アプローチにより長方形拡張ケージ［X-CORE®2（NuVasive社）］を使用でき，インプラントの椎体接地面が広いため 図1，堅い椎体辺縁を多く捉えることが可能となる。そのため，骨脆弱性が基盤となる椎体骨折症例においても矯正損失の低減化を期待することができる[1]。

本術式が対応できる高位として，lateral interbody fusion（LIF）に準じて解剖学的に置換できる椎体はT4〜L4となる。また，腎臓摘出などの後腹膜腔手術既往や，前方血管走行異常などは適応外となる。

後方インストゥルメンテーションの併用は必須であり，骨折高位や骨粗鬆症の程度により固定範囲を決定する。

●麻酔

全身麻酔にて行う。腰椎高位などで，腰神経叢損傷を防ぐために術中神経モニタリングを使用する際には，麻酔方法や筋弛緩薬の使用に関して術前に麻酔科と十分に議論する。また，twitchテストにて筋弛緩薬の影響を判断し，神経モニタリングが有効に作動することを確認する。

●手術体位

原則として右側臥位（左側進入）で行う。進入を容易にするため，ジャックナイフ位を軽度とるが，後方固定術後などの場合にはベッドベンディングは不要となる。術者は患者の後方に位置し，前方からX線透視装置が入るため，ベッドの支柱や手台が当たらないことを事前に確認する 図2。

●術前準備

手術手順の検討

術前にフルクラムベンディング計測を行い矯正位が得られる場合には，まず後方から矯正固定術を行う。その後に長方形拡張ケージを使用して側方椎体置換を行っている。矯正位を得られない椎体癒合のあるような後弯変形の場合では，先に前方解離を行い，側方椎体置換を行う。その後に後方から矯正固定術を追加し，ケージに圧迫力を加える。また，患者の全身状態や固定範囲により，一期もしくは二期的前後方手術を選択する[2]。

手術進行

1. 体位セッティング
2. 腸骨採取
3. 皮切
4. 椎体への側方アプローチ
5. 椎間板切除
6. 椎体亜全摘
7. ケージ挿入
8. 閉創

コツ&注意 NEXUS view

骨折椎体高の小さい症例の場合，長方形拡張ケージで対応できるか検討する必要がある。長方形拡張ケージの最小の高さでも設置が難しいことが予想される症例では，円柱ケージや自家腸骨なども事前に用意しておく必要がある。

コツ&注意 NEXUS view

腰椎前弯部に対する側方椎体置換の場合，先に前方解離と側方椎体置換を行うと後方矯正を行う際に過前弯となり，ケージが浮いてしまい設置不良となる可能性があるため注意を要する。

骨粗鬆症性椎体骨折に対する側方進入椎体置換術

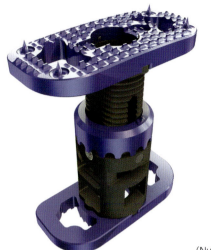

(NuVasive社より提供)

	X-CORE®2（NuVasive社）
最小高	23mm（組み立て時）
最大高	90mm（組み立て時）
横幅	30～50mm
角度	-8°～16°（4°刻み）

図1 X-CORE®2
椎体接地面が広く，堅い椎体辺縁を多く捉えることができる。X-CORE®2には，高さや角度などバリエーションがあり，症例に合わせて使い分けや組み合わせることができるため事前に確認する。

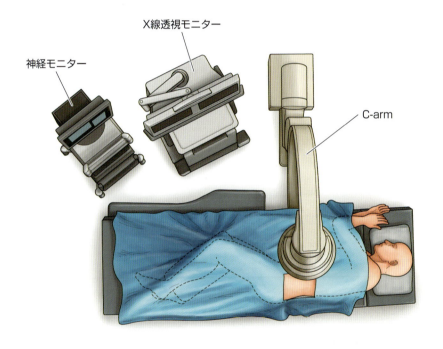

図2 手術体位
原則として右側臥位にて行う。

 Fast Check

❶ 直視下に側方からアプローチをする本手技は，低侵襲でありながら骨折椎体や分節動静脈からの出血に対する処置は比較的容易であり，椎間板や椎体の必要十分な切除を行うことが可能である。

❷ 本術式を行う際は，症例に応じて解剖を十分に把握する必要があり，内臓や血管および神経損傷などを起こさないようワーキングスペースを確実に作製し直視下に行うことが重要である。

❸ X線透視下の操作となるため，術前の体位セッティングを的確に行う必要がある。また，ワンショット透視撮影を心掛け，直接線の被ばくを回避するなど，被ばく量を低減化する工夫を行う必要がある。

177

横隔膜切離範囲の検討

　胸腰椎移行部の場合には置換椎体と横隔膜の位置を確認することで，横隔膜の切離範囲を事前に想定する 図3 。

> **コツ&注意　NEXUS view**
> 置換する椎体が横隔膜の付着部であればそのまま開創器を設置できるが，経横隔膜の場合は臓器損傷を避けるため後腹膜腔にスペースを作製することが重要となる。

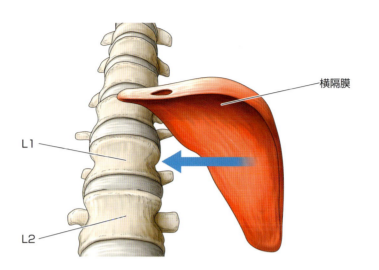

図3　横隔膜の切離範囲

手術手技

1　体位セッティング

　XLIF®の体位に準じてテーピングにて固定を行い，ベッドベンディングを行うが，胸椎および胸腰椎高位であれば，ベンディングは軽度でよい。X線透視装置は0°，90°で固定して該当する椎体の正確な正面像，側面像を得られるように，体位をセッティングする 図4 。また，X線正面像で，骨折椎体に隣接する椎間が地面と垂直になるようにベッドの傾きを調整することで，術中の椎間郭清が容易となる。

> **コツ&注意　NEXUS view**
> 正面像ではC-armを常に0°で固定，側面像では常に90°で固定し，手術台で調整を行う。

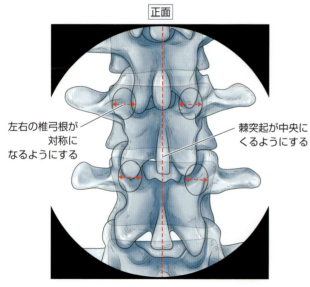
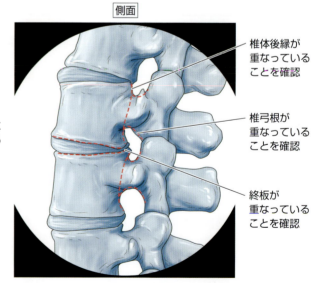

図4　体位のセッティング
X線透視を用いて椎体が正確な正面像，側面像を得られるように体位のセッティングを行う。

2 腸骨採取

固定する椎間数に合わせて，左腸骨より採骨を行う。L4/5アプローチの際には，椎体側方で重なる腸骨を採取すると開創器の設置と椎間へのアプローチが容易となる。

3 皮切

置換する椎体の頭尾側縁および，前縦靱帯（anterior longitudinal ligament；ALL）と後縦靱帯（posterior longitudinal ligament；PLL）をマーキングし，頭側PLLから尾側ALLまで約5cmの斜皮切を加える 図5 。

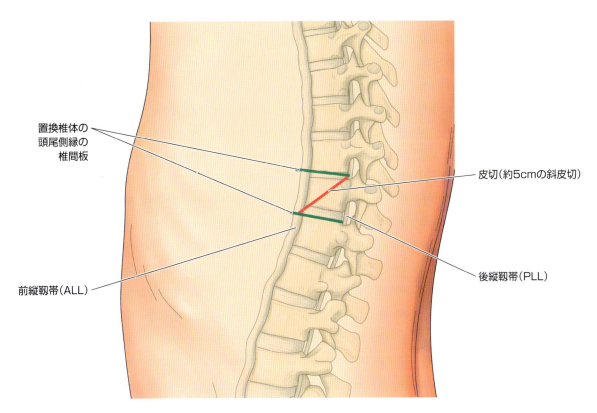

図5 マーキングと皮切

置換椎体の頭尾側縁，PLLをマーキングし，頭側PLLから尾側ALLまで約5cmの斜皮切を加える。

4 椎体への側方アプローチ

T4-T11高位は胸膜外もしくは経胸膜的アプローチ，T12-L1は経横隔膜的アプローチ，L2-L4は神経モニタリング下の経大腰筋的アプローチとなる．肋骨がある場合は，皮切範囲の肋骨を切除して後に移植骨として使用する 図6 ．

胸腰椎移行部の場合，置換する椎体が横隔膜の付着部であれば胸膜外アプローチで進入して，透視下に開創器を設置する．経横隔膜アプローチの際には，先に後腹膜腔にスペースを作製してから椎体切除する範囲の横隔膜を切離して開創器を設置する．

腰椎部の場合には，XLIF®アプローチに準じる[3]．

> **コツ&注意 NEXUS view**
> 肋骨の尾側にある肋間神経・動静脈に注意しながら，肋骨を骨膜下に剥離する．

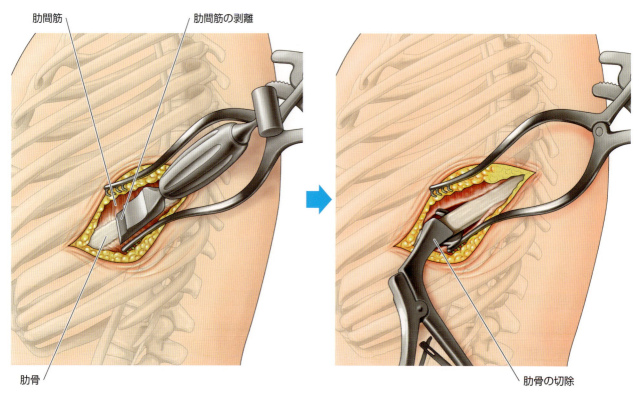

図6 肋骨の切除

5 椎間板切除

置換椎体の頭尾側の椎間板をXLIF®アプローチで対側まで郭清を行う。硬い椎体辺縁にX-CORE®2を設置するため，椎間板を対側線維輪まで確実に切離する[3]。

6 椎体亜全摘

次にダイレーターを用いて，大腰筋を愛護的に展開し，置換椎体を露出させる図7a。その後，設置した開創器の位置をX線透視正面および側面像で確認する。切除する椎体は，X線透視像における開創器の各ブレードを目安として，直視下で骨切除範囲を決定する図7b。

> **コツ&注意　NEXUS view**
> 骨切除ラインを透視側面像で開創器との位置関係を目安にして決定したら，透視正面像にてノミを入れる。

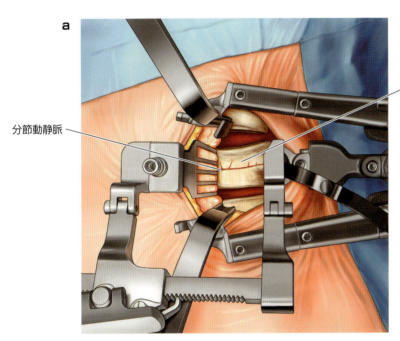

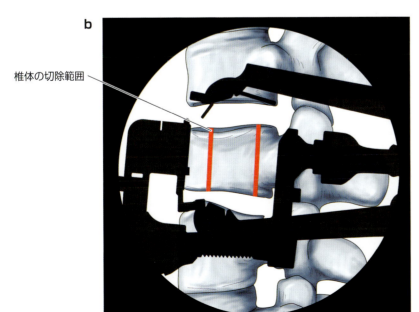

図7　椎体の露出と切除範囲の決定

a：ダイレーターを用いて，置換椎体を露出させる
b：X線透視像にて開創器の位置を目安として，椎体の切除範囲を決定する

181

露出させた椎体の分節動静脈をバイポーラで十分に処置する 図8a 。その後，X線透視側面像でノミの位置を確認してから，椎体の前方と後方に切除する範囲の切り込みを入れる。次に正面像で確認しながら対側の椎弓根までノミを入れた後 図8b ，椎体を切除する 図8c 。

> **コツ&注意 NEXUS view**
> 透視正面像にてノミを入れる際に，必ず直視下でノミの位置が正しいことを確認しながら骨切除を行う。

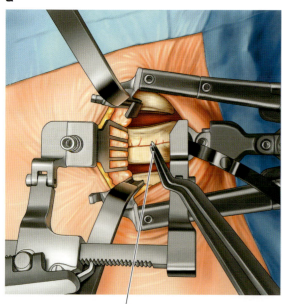

a

分節動静脈をバイポーラで止血

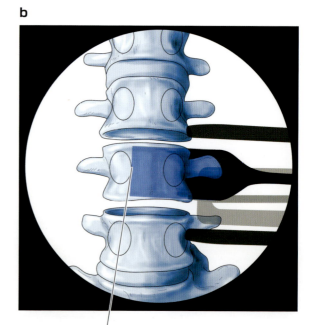

b

対側の椎弓根の内縁までノミを入れる

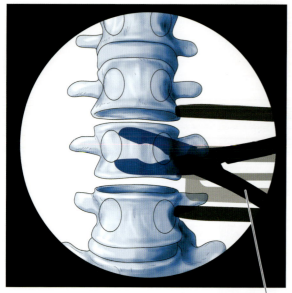

c

椎体を切除

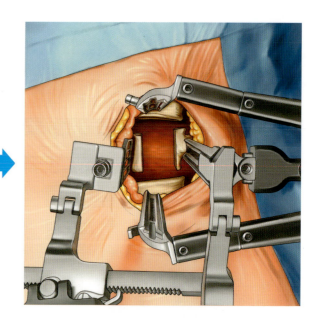

図8 椎体亜全摘
a：分節動静脈の処置。分節動静脈はバイポーラを用いて十分に止血を行う。
b：X線透視正面像で確認しながら対側の椎弓根までノミを入れる。
c：椎体切除

その後，適切なコアの高さとエンドキャップのサイズを計測する．ケージによる椎体終板損傷を回避するため，キャリパーを用いた計測はX線透視下で行い，適切なサイズを選択する 図9 。

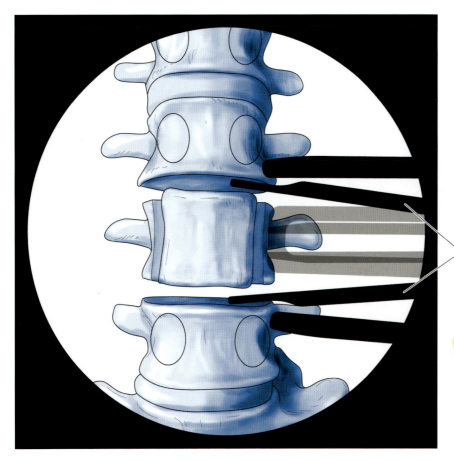

キャリパーを用いて
コアの高さと
エンドキャップの
サイズを計測

コツ&注意 NEXUS view

X線透視下でキャリパーを用いて計測を行い，適切なコアの高さとエンドキャップのサイズを選択する．

図9 コアとエンドキャップのサイズの計測

7 ケージ挿入

　X線透視像を確認しながら，椎体終板を保護するためにスライダーを設置してから，移植骨を充填したケージを挿入し，コアが中央にくるように設置する 図10a 。X-CORE®2は無段階調整で拡張するシステムであり，X線透視像を確認しながら適切な高さまで拡張させ圧着させる 図10c 。骨脆弱性が高度な場合には無理に持ち上げ過ぎないように，拡張を行う場合には重みを意識しながら調整を行う。ケージを拡張し最終締結を行った後にコアの窓から支柱内部に骨移植を追加する。その後，ケージ挿入側に骨移植を行う。

> **コツ&注意 NEXUS view**
> 透視側面像にてカウンタートルクをケージに設置してケージの向きを適切な位置に合わせてから，ケージを拡張する 図10b 。

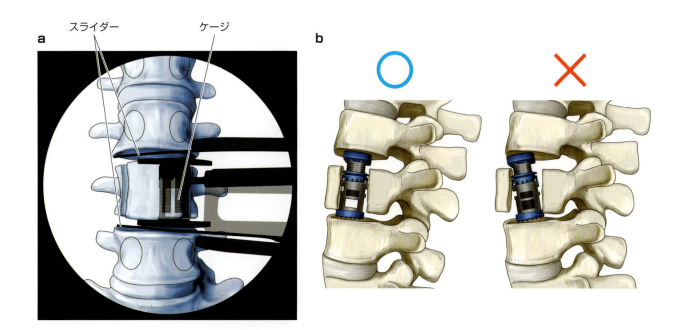

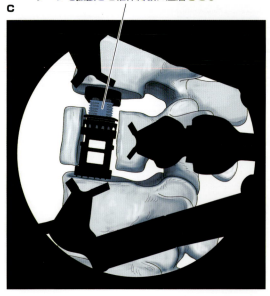

図10 ケージ挿入
a：X線透視像を確認しながらスライダーを設置し，移植骨を充填したケージを挿入し，コアの位置が中央になるようにする。
b：適切な位置でケージを拡張する。
c：X線透視像を確認しながらケージを適切な高さまで拡張させ，椎体終板に圧着させる。

8 閉創

最後にインプラントの位置を確認する 図11。開創器を外す際には，内臓や血管損傷がないことを確認してからドレーンを留置して閉創する。

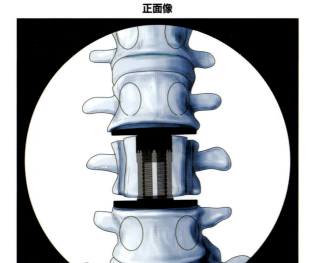
正面像

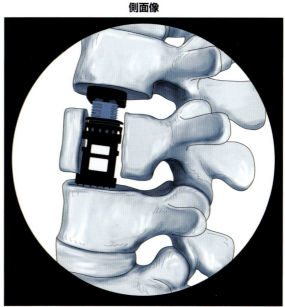
側面像

図11 術後X線透視像

文献
1) Kanter AS, Uribe JS, Bonfield CM, et al. XLIF® Corpectomy：Clinical Experience and Outcomes. Extreme Lateral Interbody Fusion（XLIF®），2nd Edition. Goodrich JA, Volcan IJ, editors. St. Louis：Quality Medical Publishing；2013. p. 421-39.
2) 篠原　光, 曽雌　茂. 椎体骨折，偽関節に対する最小侵襲側方人工椎体置換術. MISt手技における側方経路椎体間固定術（LIF）入門. 日本MISt研究会監修，星野雅洋ほか編. 東京：三輪書店；2018. p.154-8.
3) 大内田　隼, 金村德相. 安全に行うXLIF. OS NEXUS No.10 西良浩一ほか編. 東京：メジカルビュー社；2017. p. 82-98.

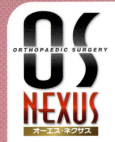

VI. 脊椎骨折手術のArt

最小侵襲脊椎安定術（MISt）の脊椎骨折への応用

洛和会丸太町病院脊椎センター　原田　智久
綾部市立病院整形外科　槙尾　智
洛和会丸太町病院脊椎センター　石橋　秀信

Introduction

術前情報

●手術適応

手術適応は主に中下位胸椎から腰椎の圧迫骨折と破裂骨折である。胸腰椎骨折のAO分類Type A，Bがよい適応であるが，骨折部の粉砕が強い場合にはload sharing classification[1]なども参考にして，オープンでの骨移植や前方固定術の併用も考慮すべきである。

Type Cでも損傷程度が小さい場合には応用できることがある。上位胸椎の骨折に対しては，X線透視下に正しい側面像が得られれば経皮的椎弓根スクリュー（percutaneous pedicle screw；PPS）の挿入が可能であるが，通常は肩が障害となりT4，5より上位の胸椎側面像はみえにくい場合が多い。ナビゲーションがあれば上位胸椎にもPPSの挿入が可能である。

●禁忌

禁忌は原則的にはAO分類のType Cで，体位では整復不能な脱臼骨折や椎間関節のロッキングを認める場合である[2]。その場合には正中切開で椎弓や椎間関節を露出し，直接ロッキングの解除や除圧を行う必要がある。症例によっては前方固定術や二期的手術も考慮する。

●麻酔

全身麻酔下で行う。静脈麻酔で脊髄モニタリングを併用することが望ましい。

●手術体位

4点支持台やロール枕を用いて腹臥位にする。本術式は基本的にX線透視下に行う手術であり，スムーズにX線透視装置が設置でき，正しい正面像と側面像が確認できるように患者の位置やベッドの高さ・傾きを調整する。

手術進行

1. マーキング
2. 皮切，筋膜切開
3. プローブの設置，ガイドワイヤーの刺入
4. タッピング，PPSの挿入
   ・タッピング
   ・PPSの挿入
5. 整復操作
6. 経皮的椎体形成
7. ロッドの挿入，セットスクリューの設置，最終締結

❶ PPSを用いることで低侵襲に強固な内固定が得られるようになった[3]。
❷ 経皮的に椎体形成を併用することでPPSの皮切から前方支柱を再建できる[4]。
❸ Polyaxial PPSと椎体形成術でも矯正を行えるが，monoaxial PPSやSchanz screwを用いると，より強固な矯正操作が可能である[5]。

手術手技

1 マーキング

　X線透視下側面像で，どの椎体が垂直かを確認する 図1 。垂直椎体を認識することで各椎体の正しい正面像を得やすくなる。

　続いて，正面像でPPS挿入予定の椎弓根と皮切予定部位にマーキングを行う 図2 。原則として皮膚には横切開を，筋膜には縦切開を用いている。理由としては，横切開のほうがスクリューの挿入角度を調整しやすく，また美容的にも優れている点であるが，ロッド挿入部となる皮切はロッドの操作性を重視して縦切開を用いている。

　マーキングの際には，胸椎と腰椎ではPPS挿入角度の違いから椎弓根と皮切の位置関係も変化することを意識する。胸椎では椎弓根のすぐ外側に皮切が位置するのに対し，腰椎ではやや外側に位置する 図3 。肥満例では，皮膚とPPS挿入点の距離が長くなることから，皮切は必然的に外側に移動する。

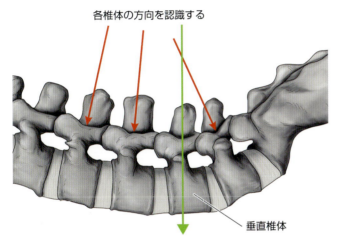

図1 垂直椎体の確認

垂直椎体を確認することで，各椎体の正しい正面像が得やすくなる。

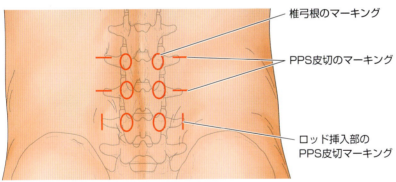

図2 マーキング

椎弓根と皮切予定部のマーキング。マーキングを均等に並べることで，PPSの配列も一定になりやすく，ロッド挿入が容易となる。

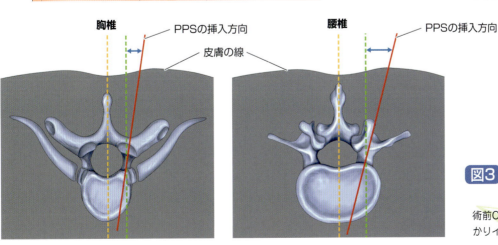

図3 胸椎と腰椎でのPPS挿入方向の違い

術前CTでPPSの挿入角度をしっかりイメージする。

2 皮切，筋膜切開

マーキングに沿って皮切を行い，筋膜に縦切開を加える。触診にて椎間関節の外縁と横突起を触れる（フィンガーナビゲーション）図4。

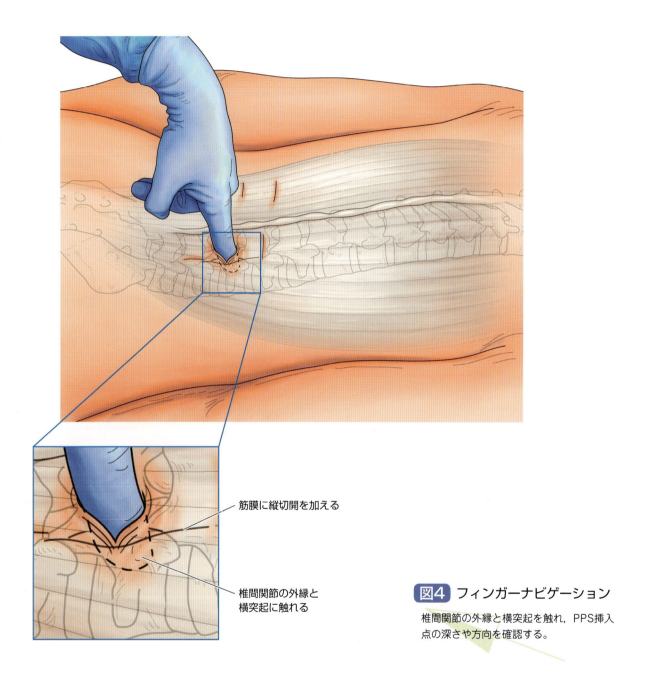

- 筋膜に縦切開を加える
- 椎間関節の外縁と横突起に触れる

図4 フィンガーナビゲーション
椎間関節の外縁と横突起を触れ，PPS挿入点の深さや方向を確認する。

3 プローブの設置，ガイドワイヤーの刺入

　X線透視下に椎体ごとに正しい正面像を描出し，プローブの設置を行う．椎間関節の外側で椎弓根の外縁を挿入点とし，椎弓根内縁までプローブを進める 図5a．その際，術前CTからイメージしたPPSの方向を意識して挿入する．

　次に側面像でプローブが椎体内に達していることを確認する 図5b．すべてのプローブが椎弓根内を通過していることが確認できたら，プローブの内筒を抜き，ガイドワイヤーを刺入する．

> **コツ&注意　NEXUS view**
>
> 　椎弓根が非常に細い場合や椎体の回旋変形を伴う場合には，プローブの挿入方向に注意が必要である．PPSの手技に慣れれば複数のプローブを同時に挿入することで，X線透視装置の操作回数を減らすことができる．また，同時挿入は全プローブの角度や配列，高さを均一に調整することが可能であり，被ばく量の軽減や手術時間の短縮につながる．
>
> 　ガイドワイヤーの先に骨が存在することを確認する．また，椎体の腹側1/2には入れないように注意する．
>
> 　骨折椎体のプローブは椎体形成のために，やや頭側から尾側に向け挿入する．

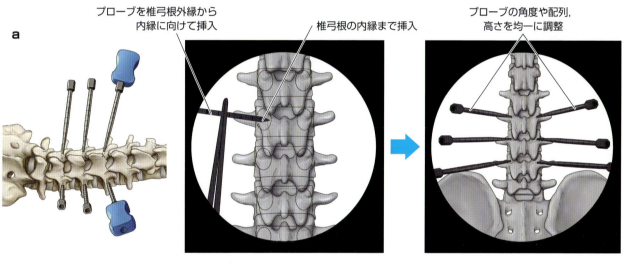

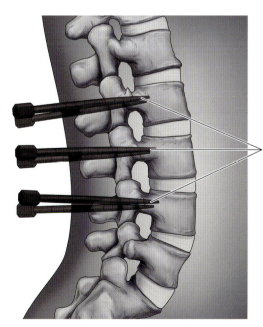

図5　プローブの挿入
a：正面像でのプローブの挿入
b：側面像での確認．プローブ先端が椎体内（背側1/2）に達していることを確認する．椎体の腹側1/2には入れないように注意する

4 タッピング，PPSの挿入

タッピング

　ガイド越しにタッピングを行う。ダイレーターが浅いとタップが筋肉を巻き込み深層で出血するので，ダイレーターを骨にしっかり押さえつけながらタッピングを行う 図6 。基本的には1mmアンダーのタッピングで十分であるが，骨質が硬い場合にはスクリューと同サイズのタッピングを行う。

PPSの挿入

　続いて骨折椎体の上下にPPSを挿入する。PPSの長さと太さは術前CTからあらかじめ決定しておく。胸椎で椎弓根横径が小さい場合には，pedicle-rib unitを通してPPSを挿入する 図7 。

> **コツ&注意 NEXUS view**
>
> タッピングは通常PPS挿入部だけで問題ないが，骨質が硬い場合には深くまで行う。その際，ガイドワイヤーがタップと一緒に腹側に進んでいないか注意する。
> 　通常は1 above 1 belowの固定で十分だが，骨折部の粉砕が強い場合や骨脆弱性が存在する場合には，適宜固定範囲を延長する。

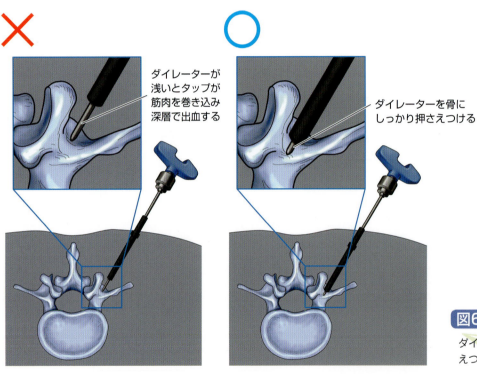

図6 タッピング
ダイレーターを骨にしっかり押さえつけながらタッピングを行う。

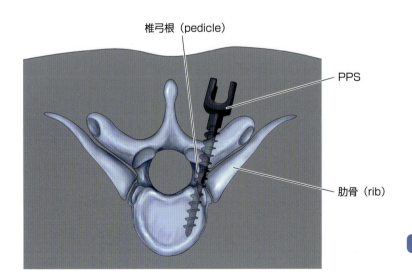

図7 椎弓根横径が小さい場合の胸椎PPS

5 整復操作

PPSは通常polyaxial screwなので，ドライバーを装着した状態で整復操作を行う 図8a 。

後方要素の不安定性が強い場合には，オープン用のディストラクターなどを用いて皮膚外に支点を作り矯正操作を行う 図8b 。タブ式PPSではタブが折れないように注意が必要である。

> **トラブル NEXUS view**
> 骨脆弱性が疑われる場合や椎弓根横径が小さい場合には，過度のストレスをPPSにかけないように注意する。無理をするとPPSの弛みにつながる。

> **コツ&注意 NEXUS view**
> ある程度の椎体高の復元も大切であるが，後弯変形を矯正することが重要である。
> 操作はやや煩雑になるが，monoaxial PPSやSchanz screwを用いるとさらに強力な矯正操作が行える[5]。

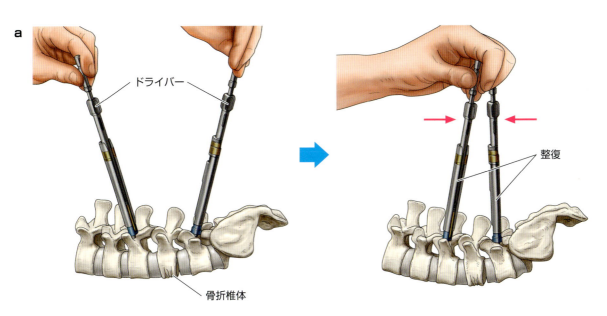

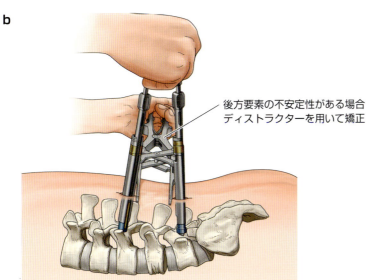

図8 整復操作
a：ドライバーを装着した状態で整復操作を行う。
b：オープン用のディストラクターなどを用いて皮膚外に支点を作り矯正操作を行う。

6 経皮的椎体形成術

骨折椎体のプローブを用いてガイドワイヤーを刺入し，中空のオウルで刺入部に骨孔を作製する 図9 。

続いて，椎体形成用の外筒を挿入し，両側から経皮的に椎体形成を行う 図10 。著者らはHA顆粒を用いているが，椎体外や椎間板腔内，脊柱管内に逸脱しないように注意する 図10b 。椎体形成終了後，外筒をガイドワイヤーに入れ換えて，少し短めのPPSを挿入する。

> **トラブル　NEXUS view**
> 骨折椎体の粉砕が強い場合には，ガイドワイヤーが椎体前方に抜けないように注意しながら挿入する。

> **コツ&注意　NEXUS view**
> 外筒の先端はやや頭側から尾側に向かって挿入し，骨折部の中央に位置するように操作する。

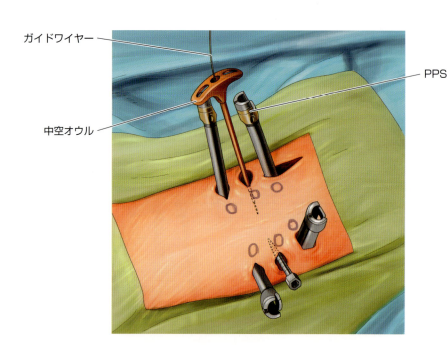

図9 中空オウルを用いた骨孔の作製
椎体形成用の外筒が入りやすいように骨孔を作製する。

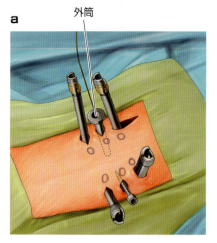
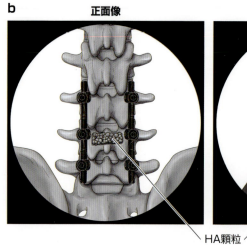
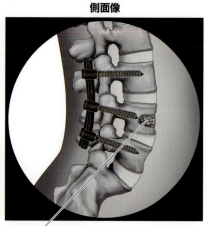

図10 経皮的椎体形成術
a：外筒の挿入
b：術後

7 ロッドの挿入，セットスクリューの設置，最終締結

縦切開の創からベンディングしたロッドを挿入する．ロッド先端はなるべくPPSのスクリューヘッドに近い部分を通していき，筋膜の下を通過させる．セットスクリューを設置し，最終締結 図10b を行う．タブまたはエクステンダーを取り外して閉創する．

文献

1) McCormack T, Karaikovic E, Gaines R.W. The load sharing classification of spine fracture. Spine（Phila Pa 1976）1994；19：1741-4.
2) 澤上公彦, 伊藤拓緯, 石川誠一. 胸腰椎破裂骨折に対する低侵襲手術アルゴニズムの検討. J Spine Res 2014；5：1178-82.
3) 小松原　将, 土井英之, 井上智雄, ほか. 経皮的椎弓根スクリュー固定にて整復加療した胸腰椎破裂骨折の検討. 日脊障医誌 2014；27：124-5.
4) 田中雅人, 中西一夫, 杉本佳久, ほか. 胸腰椎破裂骨折に対するHAによる椎体形成を併用した椎間温存後方整復固定術の手術成績. 中部整災誌 2007；50：91-2.
5) 細川　浩, 岡田二郎, 城下卓也, ほか. 胸腰椎破裂骨折に対する手術治療成績の検討. 整外と災外 2016；65：552-6.

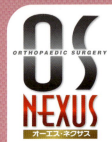

V. 脊椎骨折手術のArt
最小侵襲脊椎安定術（MISt）の骨盤骨折への応用

神戸赤十字病院整形外科/脊椎・四肢外傷センター　**伊藤　康夫**

Introduction

術前情報

- ●手術適応
  骨盤輪骨折AO分類Type B，Cが適応となる 表1。
- ●麻酔
  全身麻酔で行う。
- ●手術体位
  腹臥位で4点フレームを使用する。経皮的椎弓根スクリュー（percutaneous pedicle screw；PPS），腸骨スクリューをナビゲーションドに挿入する場合は，カーボン製4点支持器ならびにカーボン製手術台を使用する。
- ●術前準備
  骨盤輪骨折は脊柱骨盤の支持性のみならず 図1，腹腔内・骨盤腔内臓器損傷を伴うことが多く，全身状態の安定化を図ることが重要である。

  術前の手術計画では，骨折型，転位の程度などを評価しておく。CT上で整復操作の方向ならびに距離を計測しておく。

  骨盤輪骨折に対する著者らが行っているMISt手技は2術式あり，頭尾側方向への転位の程度で決定している。10mm以下の頭尾側への転位例に対しては，Transiliac rod and screw fixation（TIRF）を適応とし，10mm以上の高度転位例に対してはMinimally invasive spinopelvic fixation（MIS-SP）を行っている。
- ●使用インプラント
  TIRFには，脊椎用の椎弓根スクリュー（multiaxial screw）とロッドを使用する。

  MIS-SPには，連結並びに整復の点から，The VIPER® 2 MIS Extended Tab Screw System（X-tabs）ならびにUSS II POLYAXIAL（DePuy Synthes）を用いている 図2。

手術進行

TIRF
1. 皮切，腸骨の展開
2. 腸骨スクリューの挿入
3. ロッドの装着

MIS-SP
1. 皮切，椎弓根スクリューの挿入
2. 腸骨スクリューの挿入
3. ロッドの挿入
4. 整復操作
5. ロッド間の連結

1. 骨盤は腹腔内・骨盤内臓器を保護し，脊柱の礎となり体幹支持性を獲得する重要な臓器である。
2. 骨盤輪損傷は大量出血，臓器損傷，体幹支持性の欠落を引き起こし，早急な救命治療に引き続いて低侵襲な骨盤輪再建を行うことが重要である。
3. 転位の程度によって骨盤輪のみでの再建を行うTIRFと強固な低侵襲整復固定を目的としたMIS-SPにより，急性期においても再建術が可能である。

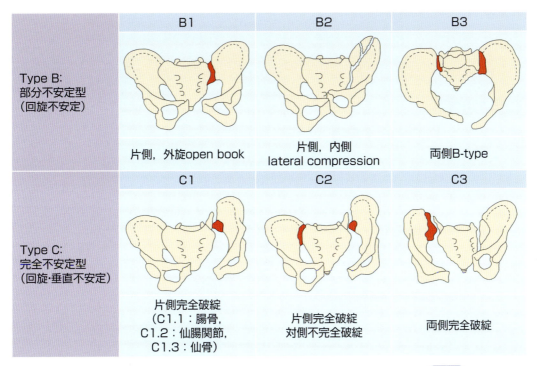

表1 骨盤輪骨折　AO分類

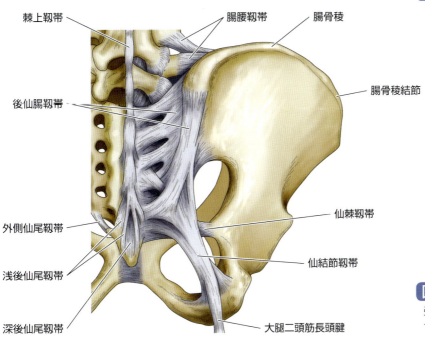

図1 骨盤輪の靱帯構成
強固な支持性は骨盤後方組織に依存する

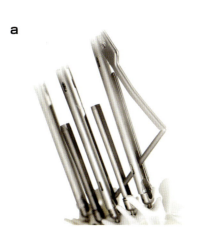

（Depuy Synthesより画像提供）

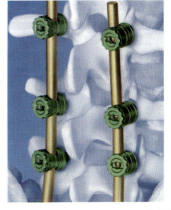

図2 MIS-SPでの使用機器

a：PPSはTab機構をもったThe VIPER® 2 MIS Extended Tab Screw System (X-tabs)を用いる。
b：腸骨スクリューはUSS Ⅱ POLYAXIALを用いる。

手術手技

TIRF

1 皮切, 腸骨の展開

両腸骨翼に沿い, 5～6cmの皮切を加える 図3。腸骨翼を展開し, ノミまたはボーンソーで腸骨翼を約5cm長, 仙椎後面の深さまで切除する 図4。浅く切除（腸骨切除分）すると, スクリューが突出し, 皮膚刺激症状を呈することがあるので注意を要する。

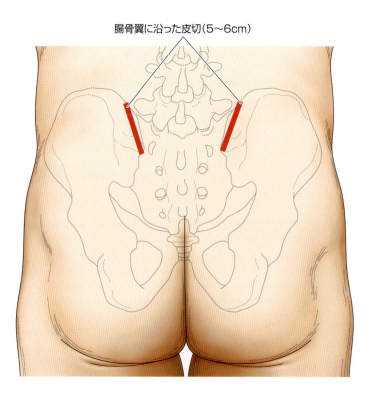

図3 皮切部位
両腸骨翼直上に置く

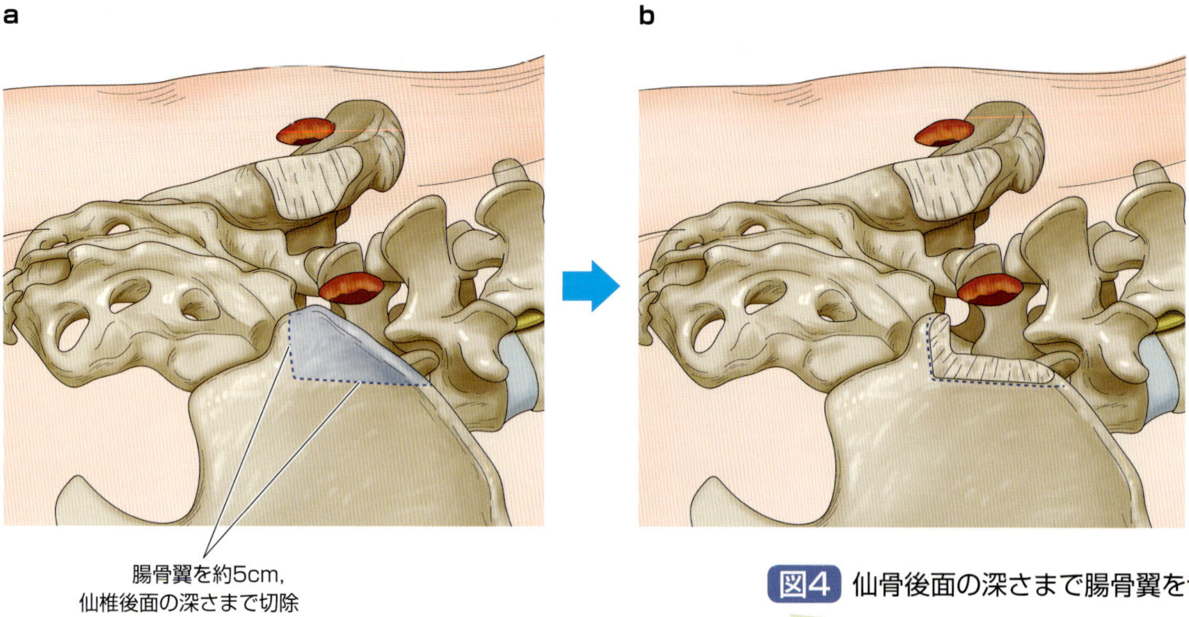

a: 腸骨翼を約5cm, 仙椎後面の深さまで切除

図4 仙骨後面の深さまで腸骨翼を切除
a: 切除範囲
b: 切除後

2 腸骨スクリューの挿入

椎弓根スクリューを挿入する際に使用するプローブを用いて，腸骨スクリュー経路を作製する 図5a 。

挿入スクリューはmultiaxial screwを2本使用する。プローブを用いて作製した経路は，サウンダーを用いて経路の逸脱の有無をチェックし，適切なスクリュー長と太さを選択する。挿入方向は2本とも大転子方向へ，腸骨外板を触れながら挿入していく 図5b 。

両側の腸骨に腸骨スクリューを2本ずつ挿入する 図5c 。

> **コツ&注意 NEXUS view**
>
> あらかじめ術前CTにて適切な太さ，長さを決定しておくことが望ましい。術中3次元画像が取得できるナビゲーション機器を有する施設においては，術中ナビゲーション画像にて，より正確なスクリュー経路並びにスクリュー選択が可能となる。
>
> 大転子方向へ腸骨外板を触れながらスクリューを挿入していく方法が最も太く長いスクリューの挿入を可能とする。あるいは頭側のスクリューを外上方へ挿入する方法もある。これは2本の腸骨スクリューをねじれの設置を取ることで，骨盤の安定性を高める意図があるが，この経路では太く長いスクリューは選択できないことが多い。

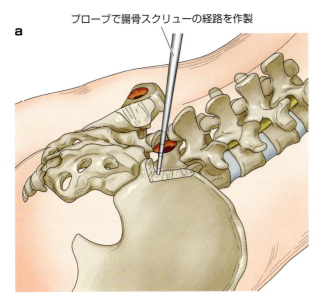

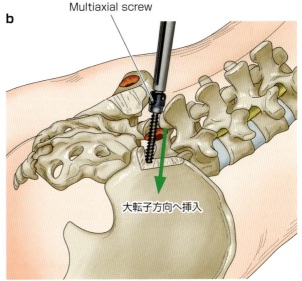

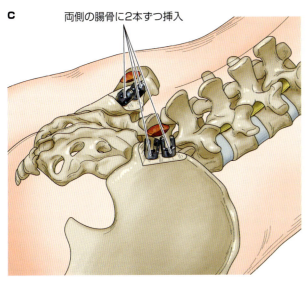

図5 腸骨スクリューの挿入

a：プローブでスクリュー経路を作製する
b：Multiaxial screwを大転子方向に腸骨外板を触れながら挿入する
c：スクリューは両側の腸骨に2本ずつ挿入する

3 ロッドの装着

ロッドを適切な長さにカットし，軽くベンディングを行う 図6 。

スクリュー挿入皮切より，筋層下を通して反対側のスクリュー挿入部位まで通過させる 図7a 。その際，仙椎棘突起により通過させにくい場合，ノミなどにて棘突起を切離する必要がある 図7b 。

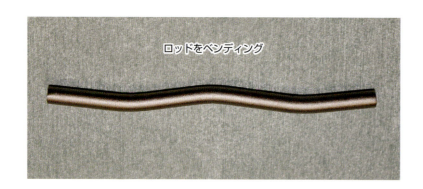

図6 使用ロッド
軽くベンディングを行っておく

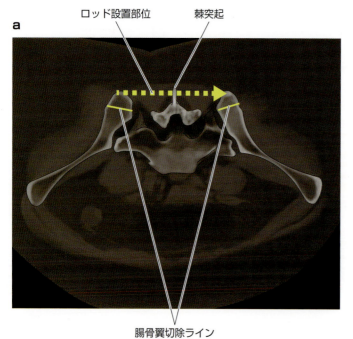

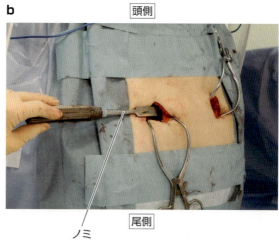

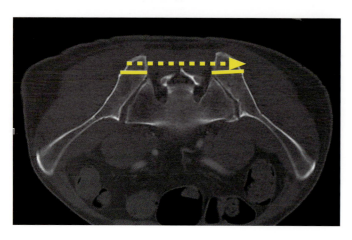

図7 ロッド挿入
a：筋層下にロッドを挿入する
b：仙椎棘突起によりロッドを通過させにくい場合は，棘突起をノミで切離する

2本のロッドを用いて両側の腸骨スクリュー間を連結し 図8a ，転位距離を考慮したcompression操作を行い，側方転位を整復する 図8b 。ロッド間はクロスリンクを用いて連結固定し 図8c ，TIRFを完成する。

洗浄後，創閉鎖し，手術を終了する。

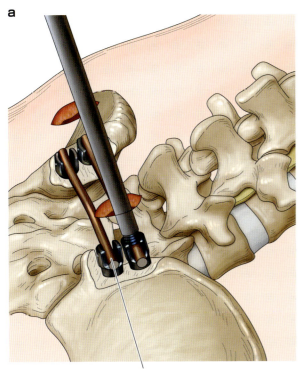

ロッドで両側の
腸骨スクリューを連結

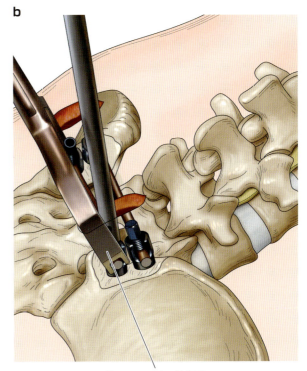

Compression操作で
側方転位を整復する

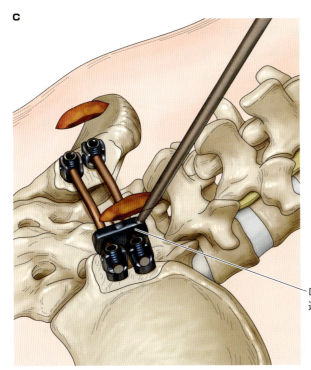

ロッド間はクロスリンクで
連結固定

図8 ロッド-スクリュー間の
　　連結と整復操作

a：2本ロッドを装着する
b：Compression操作
c：ロッド間の連結固定。クロスリンクを用いて両側を固定する

MIS-SP

本術式は骨盤輪が最も不安定な骨盤輪損傷（AO分類Type C）に対して，正確な整復と強固な固定を低侵襲に行うことを目的としている。

1 皮切，椎弓根スクリューの挿入

L3, L4（頭尾側の転位が大きくなければ，L4, L5でも可）にPPSの挿入を行う。

著者らは，ARCADIS Orbic（Siemens Healthineers），StealthStation® S7®（日本メドトロニック社）図9を用いたナビゲーション手術を行っているが，PPS挿入を日常的に施行している施設であれば，ナビゲーション機器は不要である。

PPSは，腸骨スクリューと経皮的にロッドを連結するためtab式のmultiaxial screwが望ましい。著者らは，インストゥルメンテーション手技の容易さ（連結並びに整復固定）から，PPSはThe VIPER® 2 MIS Extended Tab Screw System（X-tabs）を使用している。

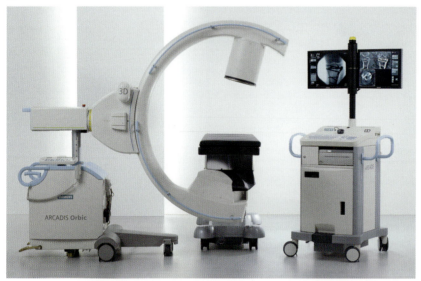
（Siemens Healthineersより画像提供）

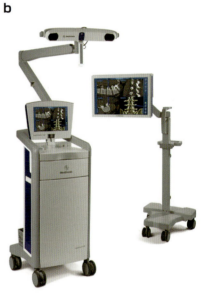
（日本メドトロニック社より画像提供）

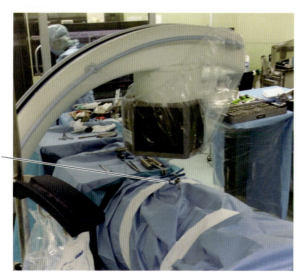
棘突起にリファレンスアークの設置

図9 ナビゲーション手術使用機器
a：ARCADIS Orbic（Siemens Healthineers）
b：StealthStation® S7®（日本メドトロニック社）
c：実際のナビゲーションの使用写真

2 腸骨スクリューの挿入

　腸骨翼での皮切はTIRFと同様に行う（図3参照）。整復を必要とする側は，腸骨スクリューは必ず2本挿入する。整復を必要としない側は，腸骨翼切除を必ずしも必要とはしない。他の挿入法（腸骨内側を挿入点とする腸骨スクリューやsacral alar-iliac screw）でも可能である。しかし整復操作を行うためには，著者らの行う腸骨スクリュー挿入が必須と考える。

　腸骨スクリューの挿入方向は，TIRFと同様に行い，長く太いスクリューを2本挿入することが望ましい（図5参照）。ナビゲーション手術で施行する場合には，L5棘突起直上に小皮切を加え，レファレンスは棘突起に設置する。

3 ロッドの挿入

　ロッドは術前の矢状面CTを参考にして腰仙椎のカーブに合わせて，ベンディングを行う。頭尾側方向への整復距離を考慮したうえで，適切な長さにカットする。

　腸骨部の皮切部位より頭側へ向けて，PPS挿入部位へロッドを経皮的に挿入していく図10。Tab式のPPSを用いることで，PPSへの通過手技が容易になる。PPSはロッド装着後セットスクリューを用いて仮止めをしておく。

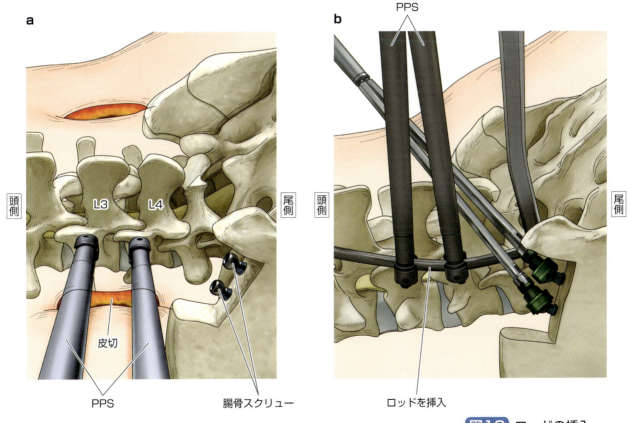

図10 ロッドの挿入

a：PPSの挿入（L3, L4）と腸骨スクリューの挿入
b：腸骨側皮切より筋層下にロッドを挿入する。PPSを通過させる

4　整復操作

　ロッドと腸骨スクリュー間は，整復が必要な場合，必ずオフセットを用いて連結する図11a。腸骨スクリューを，オフセットを用いてロッドと連結し仮固定する。まずはdistractionをかけて頭尾側方向への転位を整復する図11b。術前のCTで転位の計測を行っておく。

　続いて，内外側方向への転位をcompressionをかけて整復する図11c。内外側の整復は仙椎骨折がZone 2の骨折型である場合，過度の整復で神経障害を呈する場合があり，注意を要する。

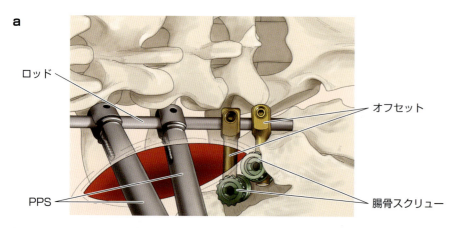

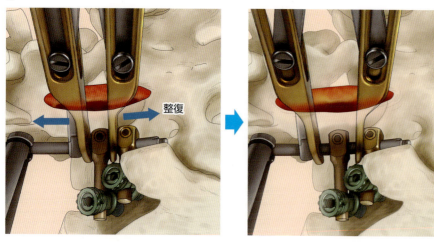

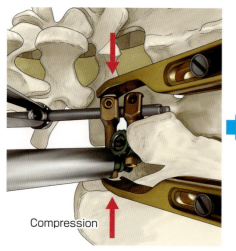
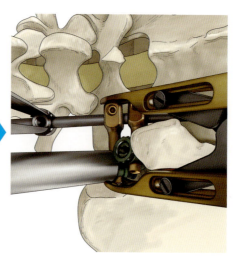

図11 オフセットを用いた連結

a：整復操作を行う場合，オフセットを介した連結は必須である。

b：頭尾側方向の整復。オフセットを腸骨スクリューに仮止めし，ロッドとオフセットを用いて整復を行う。

c：側方転位の整復。頭尾側方向への整復後に腸骨スクリューとオフセットの締結を緩めてcompression操作にて整復する。

5　ロッド間の連結

両側のロッドをクロスリンクなどで連結し，インストゥルメンテーションの剛性を高める．両腸骨部位の皮切から経皮的に挿入して両側のロッドを連結する 図12．困難な場合，L5棘突起直上を小皮切で切開展開したうえで，棘突起を切除して同部位から挿入すれば，容易に設置可能である．

インストゥルメンテーション完成後，創閉鎖して手術を終了する．

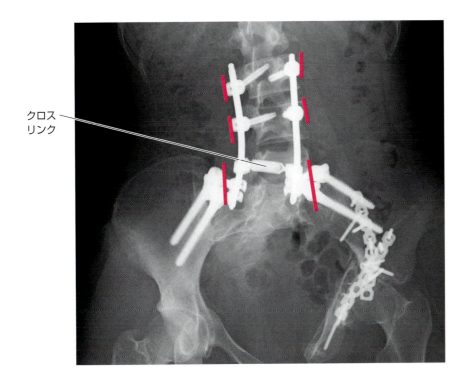

図12　クロスリンク設置後

赤線は皮切部位．損傷の激しい仙椎後方軟部組織の展開を行わず，低侵襲に整復固定を施行可能である．

後療法（TIRFとMIS-SPと共通）

硬性コルセットを装着し，疼痛に応じて，坐位訓練からリハビリテーションを開始する．合併損傷がなければ，荷重は疼痛に応じて行う．骨癒合を確認して抜釘を行う．通常半年〜1年で抜釘を行っている．

文献

1) Sugimoto Y, Ito Y, Tomioka M, et al. Risk factors for lumbosacaral plexus palsy related to pelvic fracture. Spine（Phila Pa 1976）2010；35：963-6.
2) Koshimune K, Ito Y, Sugimoto Y, et al. Minimally invasive spinopelvic fixation for unstable bilateral sacral fractures. Clin Spine Surg 2016；29：124-7.
3) 伊藤康夫. 仙椎（骨盤輪）損傷. 救急医学 2016；40：573-82.
4) 伊藤康夫, 菊地　剛, 尾崎修平. 脊椎骨盤外傷－骨盤輪骨折に対するMISt手技を使用した手術. MISt手技における経皮的椎弓根スクリュー法－基礎と臨床応用. 日本MISt研究会監, 星野雅洋ほか編. 東京：三輪書店；2015. p119-23.
5) Shinohara K, Takigawa T, Tanaka M, et al. Biomechanical comparison of posterior fixation using spinal instrumentation and conventional posterior plate fixation in unstable vertical sacral fracture. Acta Med Okayama 2016；70：97-102.

日常診療をより正確に，効率的に行える
エッセンスが詰まったシリーズ

整形外科 日常診療のエッセンス

限られた外来時間を有効に使い，診療を行いたい。しかし，明らかな外傷がない場合，問診や臨床所見などから診察を進めるが，主症状を訴える場所と原因疾患が一致しないこともあり，注意が必要である。本シリーズは，日常診療をより正確に，効率的に行えるエッセンスが詰まった，整形外科医の必読書である。

■B5変型判・400頁程度・2色刷（一部カラー）

シリーズ（全3冊）の構成

上肢

編集　池上 博泰
東邦大学医学部整形外科学教授

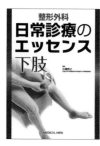

定価（本体 9,000 円＋税）
400 頁・イラスト100点，写真200点
ISBN978-4-7583-1865-5

目次
I 診察の進め方
　問診と診察
　【肩関節の診察】
　【肘関節の診察】
　【手関節・手の診察】
　検査
II 疾患別治療法
　【上肢（全体）】
　【肩関節】
　【肘関節】
　【手関節・手】

下肢

編集　石橋 恭之
弘前大学大学院医学研究科
整形外科学講座教授

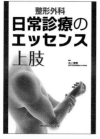

定価（本体 9,000 円＋税）
412 頁・イラスト100点，写真200点
ISBN978-4-7583-1863-1

目次
I 診察の進め方
　問診と診察
　【股関節の診察】
　【膝関節の診察】
　【足関節・足部の診察】
　検査
　再診時の注意点
　患者への接し方
II 疾患別治療法
　【下肢（全体）】
　【股関節】
　【膝関節】
　【足関節・足部】

脊椎

編集　紺野 愼一
福島県立医科大学医学部
整形外科学講座主任教授

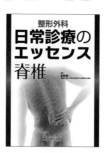

定価（本体 8,000 円＋税）
236 頁・イラスト100点，写真200点
ISBN978-4-7583-1866-2

目次
I 外来で必要な基礎知識
　脊椎の解剖
　痛みの評価
　痛みのメカニズム
II 診察の進め方
　問診
　理学所見の評価
　鑑別疾患に重要な手技
　画像診断の意義と限界
　再診時の注意点
　患者への接し方
III 疾患別治療法
　【脊椎（全体）】【頚椎】【腰椎】

メジカルビュー社
http://www.medicalview.co.jp

※ご注文，お問い合わせは最寄りの医書取扱店または直接弊社営業部まで。
〒162-0845　東京都新宿区市谷本村町2番30号
TEL.03（5228）2050　FAX.03（5228）2059
E-mail（営業部）eigyo@medicalview.co.jp

スマートフォンで書籍の内容紹介や目次がご覧いただけます。

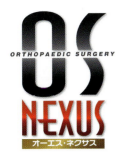

次号予告
2019年7月刊行予定

No.19

足・足関節の最新の手術

編集担当　中村　茂

Ⅰ 足・足関節の変形や関節症の手術

- 外反母趾手術1　小侵襲手術（DLMO法）　関　広幸ほか
- 外反母趾手術2　Scarf変法（水平骨切り術）　山口智志
- 強剛母趾に対するDLMO変法　中島健一郎
- リウマチ前足部変形に対する手術
  （外反母趾手術＋第2～5中足骨短縮オフセット骨切り術）　野口貴明ほか
- 変形性足関節症に対する低位脛骨骨切り術　原口直樹
- 人工距骨を併用した人工足関節置換術（combined TAA）　神崎至幸ほか
- 成人の内反足変形　黒川紘章ほか
- 足関節固定術（open ankle arthrodesis）　安井洋一ほか
- 足関節固定術（内視鏡）　安井哲郎
- 足の切断（足関節より遠位での切断）　岡崎裕司

Ⅱ 足・足関節の腱・靱帯の手術

- Lisfranc靱帯損傷　天羽健太郎
- 足底腱膜炎に対する鏡視下足底腱膜部分切離術　片倉麻衣ほか
- 足関節外側靱帯損傷　田中博史
- アキレス腱断裂（新鮮例）　野口幸志
- 陳旧性アキレス腱再建術
  （遊離腓腹筋腱膜弁形成術，半腱様筋腱移植術）　内山英司

＊項目は一部変更になる場合がございます。

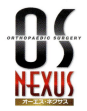

バックナンバーのご案内

No.1 膝・下腿の骨折・外傷の手術
編集 宗田 大／170ページ，2015年1月発行，定価11,880円（8%税込）

No.2 頚椎・腰椎の後方除圧術
編集 西良浩一／198ページ，2015年4月発行，定価11,880円（8%税込）

No.3 手・手関節の骨折・外傷の手術
編集 岩崎倫政／170ページ，2015年7月発行，定価11,880円（8%税込）

No.4 股関節周囲の骨折・外傷の手術
編集 中村 茂／210ページ，2015年10月発行，定価11,880円（8%税込）

No.5 スポーツ復帰のための手術　膝
編集 宗田 大／196ページ，2016年1月発行，定価11,880円（8%税込）

No.6 脊椎固定術　これが基本テクニック
編集 西良浩一／198ページ，2016年4月発行，定価11,880円（8%税込）

No.7 肩・肘の骨折・外傷の手術
編集 岩崎倫政／210ページ，2016年7月発行，定価11,880円（8%税込）

No.8 スポーツ復帰のための手術　股関節，足関節・足部
編集 中村 茂／202ページ，2016年10月発行，定価11,880円（8%税込）

No.9 膝関節の再建法　最適な選択のために
編集 宗田 大／206ページ，2017年1月発行，定価11,880円（8%税込）

No.10 脊椎固定術　匠のワザ
編集 西良浩一／206ページ，2017年4月発行，定価11,880円（8%税込）

No.11 スポーツ復帰のための手術　肩・肘
編集 岩崎倫政／184ページ，2017年7月発行，定価11,880円（8%税込）

No.12 股関節の再建法　成功への準備とコツ
編集 中村 茂／230ページ，2017年10月発行，定価11,880円（8%税込）

No.13 高齢者上肢骨折に対する手術
編集 岩崎倫政／180ページ，2018年1月発行，定価11,880円（8%税込）

No.14 脊椎手術と合併症　回避の技とトラブルシューティング
編集 西良浩一／176ページ，2018年4月発行，定価11,880円（8%税込）

No.15 膝関節手術の落とし穴　陥らないためのテクニック
編集　宗田　大／226ページ，2018年7月発行，定価11,880円（8%税込）

I．靱帯縫合・再建法
ハムストリングを用いたACL再建におけるTightRope®，ENDOBUTTON®固定の落とし穴／ACL再建術－3つの代表的アプローチの落とし穴／成長線開存例に対するACL再建術の落とし穴／PCL再建法の落とし穴／BTB手術－Interference screw使用の落とし穴

II．半月板縫合法，ほか
内側半月板後根断裂（MMPRT）に対する縫合法の落とし穴／後外側半月板ルート損傷（PLMRT）に対する縫合法の落とし穴／放射状断裂に対する縫合法の落とし穴／変性内側半月板に対する縫合法の落とし穴／高度外側型変形性膝関節症に対する外側半月板centralization法の落とし穴／各種デバイス使用法の落とし穴／離断性骨軟骨炎（OCD）の再固定法の落とし穴

III．骨切り術
高度内反型変形性膝関節症に対する骨切り術DLOの落とし穴／外側型変形性膝関節症に対する骨切り術の落とし穴／ロッキングプレートを用いた逆V字型高位脛骨骨切り術の落とし穴／Around the knee osteotomyのピットフォールとその回避法

No.16 小児の四肢手術　これだけは知っておきたい
編集　中村　茂／210ページ，2018年10月発行，定価11,880円（8%税込）

I．上肢
上腕骨顆上骨折に対する手術／上腕骨外側顆骨折の観血整復内固定術／内反肘に対する上腕骨外側楔状骨切り術／強剛母指に対する腱鞘切開術／Sprengel変形に対する肩甲骨Y字型骨切り術／先天性橈尺骨癒合症に対する手術

II．下肢
大腿骨骨幹部骨折に対する弾性髄内釘固定法（elastic stabilizing intramedullary nailing）／脚長不等に対するリング型創外固定器による下肢延長手術／大腿骨遠位部変形に対するエイトプレートを用いた骨端線抑制術／安定型大腿骨頭すべり症に対する in situ pinning（ISP）／Perthes病に対する大腿骨内反骨切り術／Perthes病に対する大腿骨内反回転骨切り術（ROWO）／発育性股関節形成不全に対する観血的整復術広範囲展開法（田辺法）／遺残性亜脱臼に対するSalter骨盤骨切り術変法／恒久性膝蓋骨脱臼に対する制動手術／尖足に対するアキレス腱延長術／先天性内反足遺残変形に対する前脛骨筋腱外側移行術／先天性内反足に対する全距骨下関節解離術

No.17 末梢神経障害・損傷の修復と再建術
編集　岩崎倫政／192ページ，2019年1月発行，定価11,880円（8%税込）

I．基礎知識と末梢神経損傷
末梢神経修復・再生のメカニズム／末梢神経損傷の診断のポイント／末梢神経損傷に対する神経修復術と神経移植術／末梢神経損傷に対する人工神経を用いた再建術

II．腕神経叢損傷
腕神経叢節後損傷に対する神経移植術／上位型腕神経叢麻痺に対する尺骨神経部分移行術による肘屈曲再建法／上位型腕神経叢損傷に対する副神経移行術・上腕三頭筋枝移行術による肩関節機能再建法／腕神経叢上位型損傷に対する肋間神経移行術／筋肉移行術（Steindler変法）による肘屈曲再建法／広背筋移行術による肘屈曲再建法／腕神経叢損傷（全型麻痺）に対する機能再建法

III．そのほかの臨床でよくみる神経損傷・麻痺・疾患
副神経損傷に対する腓腹神経移植術／胸郭出口症候群に対する診断と第1肋骨切除術／特発性前骨間神経麻痺（sAIN麻痺），特発性後骨間神経麻痺（sPIN麻痺）に対する神経束間剥離術／肘部管症候群に対する尺骨神経皮下前方移行術／遠位小皮切をポータルとした鏡視下手根管開放術／橈骨神経麻痺に対する腱移行術（Riordan津下変法）／腓骨神経麻痺に対する機能再建術（Watkins-Barr法）／Morton病の治療

■年間購読お申し込み・バックナンバー購入方法

・年間購読およびバックナンバー申し込みの際は，最寄りの医書店または小社営業部へご注文ください。

・小社ホームページまたは本誌付属の綴じ込みハガキでもご注文いただけます。

ホームページでは，本誌に紹介されていないバックナンバーの目次の詳細・サンプルページもご覧いただけます。

【お問い合わせ先／ホームページ】
株式会社メジカルビュー社　〒162-0845 東京都新宿区市谷本村町2-30　Tel：03（5228）2050
E-mail：eigyo@medicalview.co.jp（営業部）URL：http://www.medicalview.co.jp

OS NEXUS No.18
State of the Art 脊椎外科　レベルアップのための18の奥義

2019年5月1日　第1版第1刷発行

■編集委員　宗田　大・中村　茂・岩崎倫政・西良浩一
　　　　　　むねた たけし なかむら しげる いわさきのりまさ さいりょうこういち

■担当
　編集委員　西良浩一　さいりょうこういち

■発行者　　三澤　岳

■発行所　　株式会社メジカルビュー社
　　　　　　〒162-0845 東京都新宿区市谷本村町2-30
　　　　　　電話　03(5228)2050(代表)
　　　　　　ホームページ http://www.medicalview.co.jp/

　　　　　　営業部　FAX 03(5228)2059
　　　　　　　　　　E-mail　eigyo@medicalview.co.jp

　　　　　　編集部　FAX 03(5228)2062
　　　　　　　　　　E-mail　ed@medicalview.co.jp

■印刷所　　シナノ印刷株式会社

ISBN978-4-7583-1397-1 C3347

©MEDICAL VIEW, 2019.　Printed in Japan

- 本書に掲載された著作物の複写・複製・転載・翻訳・データベースへの取り込みおよび送信（送信可能化権を含む）・上映・譲渡に関する許諾権は，(株)メジカルビュー社が保有しています．

- JCOPY〈出版者著作権管理機構　委託出版物〉
  本書の無断複製は著作権法上での例外を除き禁じられています．複製される場合は，そのつど事前に，出版者著作権管理機構(電話 03-5244-5088, FAX 03-5244-5089, e-mail：info@jcopy.or.jp)の許諾を得てください．

- 本書をコピー，スキャン，デジタルデータ化するなどの複製を無許諾で行う行為は，著作権法上での限られた例外（「私的使用のための複製」など）を除き禁じられています．大学，病院，企業などにおいて，研究活動，診察を含み業務上使用する目的で上記の行為を行うことは私的使用には該当せず違法です．また私的使用のためであっても，代行業者等の第三者に依頼して上記の行為を行うことは違法となります．

- 本書の電子版の利用は，本書1冊について個人購入者1名に許諾されます。購入者以外の方の利用はできません。また，図書館・図書室などの複数の方の利用を前提とする場合には，本書の電子版の利用はできません。